應用社會科學調查研究方法

醫療保健研究法

Research in Health care Settings

Kathlee E. Grady
Barbara Strudler Wallston 著
賴文福 譯
江漢聲 推薦

弘智文化事業有限公司

Kathleen E. Grady/Barbara Strudler Wallston

Research in Health care Settings

ISBN 957-0453-10-9

Printed in Taiwan, Republic of China

序文

我們很高興能爲本書作序，向來也很榮幸在 Kathy 和 Barbara 著作此書之前就與她們共事。

本書是這個領域的先鋒一第一個注重研究方法的實際應用，而不是注重某個特殊的研究方法。我們相信 Kathy 和 Barbara 不只爲健康領域的研究人員指引了方向，也爲將來的相關作者設立了一個高標準，使之有責任爲特定領域的研究人員編輯適用的研究知識。本書不但吸引了在研究方面缺乏訓練的學生，對在度量或設計方面需要進修的專業人員也同樣有益。其內容不僅提供極佳的範例，也傳達了在健康照護機構設計研究的藝術。

本書是 Barbara 的最後貢獻。她的早逝使我們這些在社會心理學、健康心理學、女性心理學和 Barbara 付出其專業與技術之其他領域的同事們感到十分遺憾。本書是她最後著作的其中一本，透過高水準的研究，不但激勵了年輕學者和經驗豐富的研究人員，更可見她對促進社會進步的熱誠。

Debra Rog
Leonard Bickman

譯序

生物醫學的進步，使得大部分的疾病得以痊癒，人類的壽命得以延長，顯示高齡化社會已經來臨。另一方面，慢性病、消耗性疾病的日益普遍，使預防醫學開始受到重視，加上社會醫療保險的觀念逐漸擴散，也顯示社會福利的時代已經到來。這些趨勢在在使得醫療行爲、醫病關係、以及醫護管理的研究日形重要。

本書作者 Grady 及 Wallston 以社會科學家的角度來討論醫護管理方面的課題，特別是病患與醫療專業人員之間的默契，並多著墨於有關人性的研究，強調個人生活行爲與社會行爲深刻地影響著醫護管理。本書所提出的研究方法明確可行，如改良式垃圾箱模型、判斷召集、以及組織模型等。至於其對研究法的闡述，從樣本的選擇、度量法、及資料的收集整理一直到寫作及出版，娓娓道來，如同品茗之香而醇，反覆閱讀，越久越香。

此外，本書是在執行專題研究----「臺灣地區醫療資源集中化後對民眾求醫行爲之影響」（蔣經國國際學術交流基金會贊助）----時，做為訪員訓練之教材，對於研究團隊建立醫療照護研究之基礎，助益甚大。

賴文福
台北醫學大學
醫學研究所
89.10.10.

推薦序

本人很榮幸，能爲這本社會學家所寫的醫療保健研究法作序，因爲該書是我們醫學研究所人文組學生所必須修習的一本優良教科書。在醫學人文的範疇裡，研究方法是我們研究所師生一直在探討的，這不僅涉及到研究的可信度，也攸關醫學人文的研究能拓展到哪些層面，在這些方面，本書的確提供了一個翔實可靠的方向。

譯者賴文福教授是本所傑出的教授，他跨越了基礎、臨床和人文三個領域，因此能很中肯的將本書精髓表達出來；當然，他付相當多的時間與精力。能傳承原作者的理念來嘉惠我國的研究生，相當令我感佩。

誠摯希望讀者在研讀本書之後，能在我國醫學人文研究的領域來共同耕耘。

江漢聲
台北醫學大學
醫學研究所所長
89.10.16.

叢書總序

美國加州的 Sage 出版公司，對於社會科學研究者，應該都是耳熟能詳的。而對研究方法有興趣的學者，對它出版的兩套叢書，社會科學量化方法應用叢書（Series: Quantitative Applications in the Social Sciences），以及社會科學方法應用叢書（Applied Social Research Methods Series），都不會陌生。前者比較著重的是各種統計方法的引介，而後者則以不同類別的研究方法爲介紹的重點。叢書中的每一單冊，大約都在一百頁上下。導論的課程之後，想再對研究方法或統計分析進一步鑽研的話，這兩套叢書，都是入手的好材料。二者都出版了六十餘和四十餘種，說明了它們存在的價値和受到歡迎的程度。

弘智文化事業有限公司與 Sage 出版公司洽商，取得了社會科學方法應用叢書的版權許可，有選擇並有系統的規劃翻譯書中的部分，以饗國內學界，是相當有意義的。而中央研究院調查研究工作室也很榮幸與弘智公司合作，在國立編譯館的贊助支持下，進行這套叢書的翻譯工作。

一般人日常最容易接觸到的社會研究方法，可能是問卷調查。有時候，可能是一位訪員登門拜訪，希望您回答就一份蠻長的問卷；有時候則在路上被人攔下，請您就一份簡單的問卷回答其中的問題；有時則是一份問卷寄到府上，請您填完寄回；而目前更經常的是，一通電話到您府上，希望您撥出一點時間回答幾個問題。問卷調查極可能是運用最廣泛的研究方法，就有上述不同的方式的運用，而由於研究經費與目的的考量上，各方法都各具優劣之處，同時在問卷題目的設計，在訪問工作的執行，以及在抽樣上和分析上，都顯現各自應該注意的重點。這套叢書對問卷的設計和各種問卷訪問方法，都有專書討論。

問卷調查，固然是社會科學研究者快速取得大量資料最有效且最便利的方法，同時可以從這種資料，對社會現象進行整體的推估。但是問卷的問題與答案都是預先設定的，因著成本和時間的考慮，只能放進有限的問題，個別差異大的現象也不容易設計成標準化的問題，於是問卷調查對社會現象的剖析，並非無往不利。而其他各類的方法，都可能提供問卷調查所不能提供的訊息，有的社會學研究者，更偏好採用參與觀察、深度訪談、民族誌研究、焦點團體以及個案研究等。

再者，不同的社會情境，不論是家庭、醫療組織或制度、教育機構或是社區，在社會科學方法的運用上，社會科學研究者可能都有特別的因應方法與態度。另外，對各種社會方法的運用，在分析上、在研究的倫理上以及在與既有理論或文獻的結合上，都有著共同的問題。此一叢書對這些特定的方法，特定的情境，以及共通的課題，都提供專書討論。在目前全世界，有關研究方法，涵蓋面如此全面而有系統的叢書，可能僅此一家。

弘智文化事業公司的李茂興先生與長期關注翻譯事業的余伯泉先生（任職於中央研究院民族學研究所），見於此套叢者對國內社會科學界一定有所助益，也想到可以與成立才四年的中央研究院調查研究工作室合作推動這翻譯計畫，便與工作室的第一任主任瞿海源教授討論，隨而與我們兩人洽商，當時我們分別擔任調查研究工作室的主任與副主任。大家都認爲這是值得進行的工作，尤其台灣目前社會科學研究方法的專業人才十分有限，國內學者合作撰述一系列方法上的專書，尚未到時候，引進這類國外出版有年的叢書，應可因應這方面的需求。

中央研究院調查研究工作室立的目標有三，第一是協助中研院同仁進行調查訪問的工作，第二是蒐集、整理國內問卷調查的原始資料，建立完整的電腦檔案，公開釋出讓學術界做用，第三進行研究方法的研究。由於參與這套叢書的翻譯，應有助於調查研究工作室在調查實務上的推動以及方法上的研究，於是向國立編譯館提出與弘智文化事業公司的翻譯合作案，並與李茂興先生共同邀約中央研究內外的學者參與，計畫三年內翻譯十八小書。目前第一期的六冊已經完成，其餘各冊亦已邀約適當學者進行中。

推動這工作的過程中，我們十分感謝瞿海源教授與余伯泉教授的發起與協助，國立編譯館的支持以及弘智公司與李茂興先生的密切合作。當然更感謝在百忙中仍願抽空參與此項工作的學界同仁。目前齊力已轉往南華管理學院教育社會

目錄

1

前言

這幾年來，有關健康的社會或行為之研究大幅地增加不少。在健康和疾病方面發生了重大轉變——慢性疾病的預防和管理，遠比傳染性疾病的處理和緊急照護來的重要。由於抵抗傳染性疾病的重大突破，使得人們可以活得更久，也因此較容易得到慢性疾病。再加上開始注重疾病和危險因子的相關性，使得預防醫學蓬勃發展。現在的醫學逐漸了解到，個人的行為或生活型態是疾病預防與管理的一個重要影響因子。為了研究行為和健康的相關性，愈來愈多社會科學家和臨床醫療專業人員一起合作。這是第一本有關研究方法的書，同時嘗試對上述兩個團體說明他們之間合作的好處及可能發生的問題。

社會和行爲科學家將了解本書中討論的基本研究問題。未曾做過健康研究的人可能比較不熟悉醫療照護系統（health care system）的觀點，不過，介紹與健康相關的機構環境，及其對採樣和研究設計的影響，將加速研究人員熟悉健康研究。檢討一些人與人之間的問題也可使研究進行得比較順利。增加接近機會是一個很重要且實際的問題。若能持續下去，就可能與醫療照護的專業人員和醫療照護系統進行協商。健康研究牽涉許多倫理道德方面的爭議，常見的像是以人類作爲研究對象的問題，有些則是從醫療的觀點、病人的處境，或醫病關係等方面提出倫理的問題。只要是有理論根據且具有臨床應用意義的研究機會，都可能會吸引研究人員去探索。

本書試圖爲想做研究的專家和學生們提供兩方面的思考：一是簡短地回顧設計研究計畫的各項步驟；二則是一窺 ☞10 研究計畫的執行。我們將分享真實生活中的例子來說明老經驗的研究人員再熟悉不過的困惑。除此之外，我們將由健康專業人員的觀點來討論合作的問題。醫療服務供給者所受的訓練使其較難掌握科學研究的方法，也對病人的需求較爲遲鈍。在天天都有緊急健康狀況的壓力下，數據收集的需求性看來就顯得煩瑣與無關緊要。同時，社會科學的研究同仁可能會大量引用一些術語，尤其是統計學，以致於讓人失去了該研究主題的方向與問題的答案。

研究的模式

可區分一般的應用研究和特定之健康研究（health research）的特徵就是，健康研究是高度專業的工作，可從各種研究上的優勢開始談起。有時候從回答理論性的問題開始，舉例來說，社會支持（social support）對健康和疾病所造成的影響是什麼？有時候則需要特定的健康醫療機構，一個能作研究的環境。舉例來說，一個對研究有興趣的護士可能被分配到加護病房去。有時候一個特定的研究對象就是一個研究的開始。舉個例子，一群有相同健康問題的病人就可能成爲研究對象。在有關健康的研究中，最常由具有實質醫療意義的問題開始。像是以下例子：如何降低高血壓病人的血壓？如何增加民眾乳房自我檢查（breast self-examination, BSE）的機率？什麼因素會影響研究的過程？何時開始決定下一個必須解決的問題或爭論點。也許更重要的是，應用性的研究需要用和以前完全不同的研究過程及模式，而不是一般教科書所提供的傳統模式。

傳統模式

與研究有關的傳統模式在大部分的教科書中都有提到。其內容主要是敘述在研究的過程中，一連串合理的進行階段。研究計畫是由一個問題的敘述開始，背景則是已知的文獻或評論。雖然許多教科書並不注重問題是如何衍生的，

☞11 然而一般認爲基本研究中的問題來自於基本理論與實際應用上的麻煩。敘述一個問題通常會引發出特殊的假說。然後依據問題的特性和已了解的知識領域，選擇研究的方法和採樣。假如有關此現象或問題的研究資料很少，則需要更多「質化」或「發展性的」依據以提供更完整的敘述和形成特殊的假說。假如已經有許多相關的研究資料，則建議採用更「量化」的方法，並注意以前所使用的方法及彼此的相關性。在最狹隘的研究形式下，研究工作成爲以前相關文獻的「複製品和放大品」。在研究計畫和數據收集完成之後則進行資料的分析。其分析要能適合研究的設計和資料收集的方法。然後，以最初問題的觀點來解釋所得結果的意義，或是以方法和樣本的觀點去注意其研究發現的極限和相關的問題，再產生新的問題繼續研究，以「需再進一步研究」作爲結尾。這樣的一個回饋圈使得整個研究過程一直循環下去。

傳統模式的研究方法呈現的是一個過於理想化的流程圖，和實際執行的過程大大地不同。一位著名的科學歷史學家，Robert Merton（1968）如此敘述理想和實際研究過程的不同：

> 在科學著作中，出版內容與實際的研究工作有著巨大的不同……這不同處有點像是教科書和科學家的不同，教導有關科學方法的教科書，和科學家所想的、感覺的和著手於他們工作的方式之間是不一樣的。研究方法的書籍是理想的典範，但這些整齊而標準化的方法，並沒有呈現出科學家實際應用時

的散亂。科學研究報告呈現的是一個完美的外觀，很少出現，甚至完全沒有一點曾在研究過程中所發生之直覺的跳躍、錯誤、鬆散的結論和驚喜的意外。

垃圾箱模式

Martin（1982）曾發表一個模式，試圖捕捉實際發生在研究中的失序。她稱這個方法叫做「研究的垃圾箱模式」（Garbage Can Model of Research）。它來自一個組織化的決策模式—也是一個組織對傳統的、一般的且合理之假設的反應結果（Cohen、March, & Olsen, 1972）。在 Martin 的模型中，垃圾箱內，或特定研究計畫的決策空間中有四個要素在運轉。分別是「理論」、「方法」、「資源」和「解釋」。資源包含研究人員的能力、研究對象、研究地點和資金等。解釋則包含有數據分析的結果和其意義。Martin 所提出之模式的要點，不是這四個要素的產生，而是它們在模式中的相互依賴性，和其平等的狀態。每個要素都會彼此影響，且同時也是影響研究結果的主要因素。舉例來說，資源在傳統的模式中被認定是被動的角色，它們只是計畫能順利執行的理由。而在 Martin 的模型中，「資源則轉變為主動的位置，是決定理論性問題的因素之一，可以決定研究方法的種類，甚至影響結果的解釋」（p.26）。另外，資金補助機構、研究小組中的特殊專長、電腦使用時間及軟體都是一種資源，會影響模式中的其他要素。

12☜

垃圾箱模式不只省卻了研究過程中有關下一個步驟的

假設，也捨棄了問題與解釋之間必要的回饋圈。因此，最後的結果可能無法證實最初的假設，不過卻也可能發現一些意外或有趣的結果。Martin 指出，Skinner（1956, p.32）建立行爲主義的第一個原理出自於一個研究計畫的意外結果，而這個研究計畫當初只有一個模糊的原始理論。在實驗結束後才爲有趣的發現尋找解釋，可能使傳統模式的研究人員感到十分恐慌。然而，這是一個很常見的現象，特別是在複雜、大規模的長期研究計畫中。

垃圾箱 II

健康行爲（health behavior）和醫療照護研究計畫大部分都是相當複雜的研究，牽扯到不同領域專家之間的合作、多樣性的結果，和全面性的資源需求。在本書中所採用的垃圾箱模式是經過精心修改的之見解。不只有原垃圾箱模式中的「理論」，還有問題和現象，都包含在垃圾箱Ⅱ的第一個要
☞ 13 素之中。非理論性研究的問題來源，像是研究人員個人關心的重點（Martin 特別排除的）也包含在內。也有提到實驗型（experimental）、類實驗型（quasi-experimental）和非實驗型（nonexperimental）的設計。「方法」則包含了爲數個問題所選擇並整合的度量方法，以及使用多重度量（multiple measures），這是在健康研究中常用的作法。佔有相當重要性的「資源」，則由專家、環境、採樣和度量組成，以及確認並組合所需的資源、評估既存的資源，和對資源機會來臨時的反應所組成。以彈性的數據分析方法和對不同的讀者採取

不同面向的結果說明，則爲數據結果之「解釋」提供了較大的定義空間。同時，本書中的章節組織和順序都會遵照一般傳統的研究模式，但對後續步驟的處理方式並不相同。這樣的章節安排有助於參考其他標準教科書所提供的細節部分。所有的研究過程模式，不論是傳統模式或垃圾箱模式，都只是提供一個基模（schema），一個概括性的大綱。當實際執行研究計畫時，額外的複雜度將變得很明顯。

眞實世界中的研究

請求裁決

一旦研究計畫已設計好一包括一個特定的問題、研究的方法和樣本都已選好，其他必需的資源也已準備完成，是不是就代表著數據的收集即將順利地展開。事實上並不是如此。一個有經驗的研究人員這樣寫著：

> 「做研究不只是在做一個有關科學的哲學夢，或是在一個問題發生時參考教科書的方法去找出答案所在。最具有生產性的研究計畫，可能是在收集數據或數據分析時遭遇到意想不到的事，而這樣的數據可能無法證實一開始的假說。但是，意料之外的

發現可以激發新的思想。不論我們事先如何仔細地計畫，研究事實上是在執行的過程中設計的。一篇討論單一主題的專文，是實驗過程中無數之大小決定的結果。而在做這些決定時的步驟和技巧是標準教科書無法教我們的。（Becker, 1965, p.602）」

☞14 諾貝爾免疫學獎的得主，Sir Peter Medawar 更誇張地說：「光看科學報告是沒有用的，因爲他們不只隱瞞，還刻意地誤陳他們進行研究的理由。」（Judson, 1980, p.3）

假如一個人不能從標準的教科書或是研究報告的科學推論中學到這些做決定的過程，那麼他要如何才能學到做研究？Martin（1982, p.19）有一些想法：

> 學生經常試著從教科書和老師教授的傳統模式與真正建構一個研究的現實二者間的鴻溝學到如何做研究。他們必需學習研究過程的「機敏性」，以及指引實際研究決策的經驗法則。很多自限於課堂上或教科書的學生，在輕率的作法下會受限於理論的方法而被迫學習錯誤的理論模式。他們從與教授像宣傳般的交談、方法學教科書的說明，以及期刊報告中令人困惑的註腳中學習如何辨讀經驗法則。

McGrath和他的同事們（1982）稱呼這些在研究的執行過程中重要且無所不在的決策爲「請求裁決」（judgment calls）。這個名詞是從棒球用語中借來的，請求裁決是過程中必需的，且其裁決的結果會累積，使他們可以依實際狀況決定球賽的結果或研究計畫的結果。但是有經驗的研究人員並不認爲請求裁決應該取代正式的決定規則：

> 若一個人試圖依例行的決策原則以塑造穩健的研究時，他會失去很多。更恰當地說，我們相信一個人應該為熟練的研究人員保留重要的決策權。這位研究人員最好對實際的環境背景和研究干擾的細微差異很敏感，或是一位至少在發生令人目瞪口呆的事時，可以觀察出其事件發生的研究人員，或是知道何時能夠與停止研究機器攪和。……在這緊要關頭，研究人員要能應用其獨一無二的技巧、資源或研究目的來處理。(McGrath et al., 1982, p. 14)

隨機應變

除了好的判斷之外，應付改變也需要彈性、創造性，和打破既定規則，嘗試另一種選擇。Weick（1981, p3-4）提出一個有趣的例子，是有關昆蟲世界的例子，討論了組織的改變：

> 假如你將數十隻蜜蜂和一群相同數目的蒼蠅放進玻璃瓶裡，把瓶子水平放置，以瓶底對著窗戶。你發現蜜蜂會一直堅持要穿過玻璃，努力地找出一個生路，直到牠們因疲勞或饑餓而死。然而，蒼蠅則

15 ☜

在不到兩分鐘內即從瓶子另一端鑽出……。為什麼蜜蜂會在實驗中一直堅持同一個行進方向？是因為蜜蜂喜歡光？牠們顯然認為光最亮的地方一定有出口，而且動作一致，堅持合乎邏輯的行為。對牠們而言，玻璃是一種從未遇過的超自然神秘物，牠們從未經歷過這樣突然而不可理解的情況。而且牠們的智力愈高就愈難以接受這種無法理解之奇怪障礙的出現。然而蒼蠅卻不在乎邏輯思考，不管光的召喚，到處嘗試碰運氣，或是等著較聰明的蒼蠅先找出解救之道，必要時藉由犧牲的方式以發現出口，並再度得回他們的自由。

Wieck 作一結論「這個小故事談到的是在應付環境改變時所需要的—實驗、堅持、試誤、冒險、臨場反應、最好的方法、繞遠路、困惑、嚴格和隨機」。蜜蜂比蒼蠅聰明，但是對於新奇事物的反應卻太嚴守自己所學的。

整本書中提供了一些在研究計畫進行時實際判斷的例子，以努力改變經驗豐富之研究人員的「機敏性」。一位好的研究人員應該不只具備蜜蜂來自知識法則的智慧，還要像蒼蠅一般，對新奇事物和變化具有實驗的勇氣（或熱誠）。

犯錯

「實驗是科學的基本：假如我們的實驗就定義上來說很成功，代表著我們犯了很多錯誤」（Peters & Waterman, 1982, p.48)。所有的研究人員都會犯錯。在企業的研發過程中是鼓勵發生錯誤的。他們將犯錯視爲學習和發展創造力的重要方法。曾有一位企業家對他的員工說過這樣的話:「要確定你會犯很多合理的錯誤」(Dowling & Byrom, 1978)。Peters 和 Waterman 在他們描述卓越企業組織的書中曾提到,鼓勵犯錯是一個成功之企業組織的特性。他們舉例說,有一間公司不僅鼓勵犯錯更會慶祝這種事情的發生。當每次有「完美的失敗」發生,他們就會放煙火以示慶祝。

> 「完美的失敗」的概念來自簡單的認知,認為所有的研究和發展都具有危險性,因此,成功的唯一方法便是透過不斷的嘗試。管理階層的主要目標,應是誘導員工不斷的嘗試。若從一次嘗試中獲得了一些經驗,即使結果是失敗的,也值得慶祝。在計畫顯然會失敗的情況下緊急叫停,遠勝過因拖延太久而使資金花費過高和士氣下降。而計畫的副產品會合法化,甚至能創造正面的感覺。(Peters & Waterman, 1982, p.69)

相反地,在學術界,失敗是不會公布的。根據 McGuire(1983)所說,容易發表的是「經過淨化的研究,結果相當漂亮的假說」,而保留了「研究過程中比較大也比較不正式的部分」,也就是錯誤的部份,這樣的研究報告才易被發表。傳統上,一位研究人員會設計一個研究計畫以確認一個假說。當結果並不「正確」時,他們就不能證實該假說。於是他們再評估和再修正實驗過程。假如這個研究始終沒有「正確」的結果，那麼它就永遠不可能發表。假如最後終於有結果，就以最後的研究計畫作爲發表的報告內容。McGuire（p. 15）認爲，「研究人員是否該提出實驗真正經歷之漫長且曲折的思考過程，也許只有他或她的母親有興趣知道，但是科學期刊的空間很難允許這樣的長篇大論。」

主要的困境

McGrath（1982）描寫研究過程的特性就是，一系列的問題和選擇（或困境）。他稱這種敘述爲「進退維谷」（dilemmatics），並宣稱問題不會因爲困境而自動消失。所有研究方法都是天生有缺點的，而研究人員應感謝這些缺點的存在，並利用所學去彌補它們。策略、設計和方法三者，必需以基本之研究的三角論點去評估：最好能達成以下三點的需要：(a) 採樣族群的普及性，(b) 變數度量和控制的準確性，以及（c）參與者存在的真實性。研究過程中的每一☞17 個選擇，都牽涉到上述兩個或兩個以上標準之間的妥協。舉例來說，實驗室的實驗對變數的控制和度量有最大的精確度，但對參與者來說卻缺乏真實性。除此之外，具有代表性的人口族群參與實驗的困難，常造成低代表性人口的普及性。若改用現場實驗以增加其真實性，但卻會犧牲度量的準確性，且普及性的問題仍然存在。樣本普查可以獲得最大的普及率，但是準確度中等，真實性也極少。

根據 McGrath，研究過程不只可視爲一連串待「解決」

的問題，更可視爲一系列「必要的」困境。每一個研究在某些意義上都是「粗劣的」。在實驗設計或進行時必需犧牲一些東西。建立知識的唯一方法就是做無數個研究，每個研究都使用缺點不同的研究方法（p.80）。雖然每位研究人員不可能精通各種研究，但就全體而論，學術界應藉由執行不同缺點的研究方法，來分擔研究發現之開拓和重複驗證的責任。

有缺點的研究報告和好的研究報告

雖然知道所有的研究報告都是有缺點的，但不代表研究報告沒有「好」與「壞」的分別（McGrath, 1982）。不好的研究報告所使用的方法很差且不可能被接受。那些研究方法難以了解，或是有明顯錯誤的研究報告，也是不好的報告。一個差勁的想法、粗劣的操作，就像電腦所說的「垃圾進，垃圾出」（Garbage in, garbage out）。有關研究報告的評論，其實仍然有很多批評的空間，而且有很多研究報告的確值得建設性的批評。McGrath（1982, p102）定義「好的研究報告」，便是正確而有效地應用有缺點的研究方法。好的研究報告可以幫助我們在理論或實際應用上修正有關研究問題的知識。

本書的組織與風格

例子的使用

在整本書中，我們以自己的研究報告作爲「背景」範例，☞18 爲得是要盡力增添真實世界的研究趣味。這樣的方式鼓勵了一些研究人員和讀者分享我們曾專心致力思考的協商、困惑、意外的發現，和拼拼湊湊出來的解決之道。因爲我們曾花費很多年的時間關切研究的問題，所以當我們提到研究的例子時，我們採用「我們」這個名詞，不過，所有的研究都是和其他同事一起合作的。同時我們以「你」這個字意指讀者的意思。這樣的方式打破了科學寫作的原則，嘗試去除科學研究過程中的神秘感。

爲了了解一些決策決定的過程和所使用的例子，對於我們的研究和我們本身自己了解愈多就愈有利。我們均是受過實驗和調查技巧訓練的社會心理學家。身爲社會心理學家，我們對於人和環境的特性，和其中複雜的交互作用感興趣。我們曾花費十年以上的時間完成一個與健康相關的研究。以下的說明是在書中被舉例的研究所做的簡短介紹，簡略地敘述研究計畫的兩面，以說明我們研究計畫之間的差異性。

有關乳房自我檢查（breast self-examination, BSE）的研究計畫來自 Grady 的研究。在一連串的實驗中，測試幾種增加乳房自我檢查之實行的方法。這些基於行爲修正原理的方法，包含增加有關暗示（催促、提醒）的刺激物、增加外在的報酬，和試著降低女性對 BSE 的恐懼感。使用其中一個方法時，同時測試病患族群和一般社區居民這兩種樣本，並以一至二年的時間監測 BSE 的實行頻率。除此之外，還收集有關態度、行爲、社會網絡（social network）、和其他個人特質的資料，以決定是否不同的方法對特定女性比較有效。

有關健康的控制座（Health Locus of Control）和選擇權的研究計畫則是 Wallston 的研究。多面向健康控制座量表（The Multidimensional Health Locus of Control Scales, MHLC）由三種標準組成，度量人們是否感知到影響著他們健康狀態的決定點（時間、地點），自己的，或來自權威他人，如內科醫師和其他健康專業人員，或來自命運、運氣或機會。這個理論認爲，對控制座的不同感知可能會導致不同的行爲以及最終的健康狀態。對現在正在進行的醫療照護運用一些控制力，可能也會影響健康狀況，該假說經過兩個研究的測試。在進行化療或有毒醫療程序，(如鋇劑 X 光攝影, barium x-ray）的病人，曾選擇他們的醫療處理，但這些選擇並不具有醫學上的意義，是在它們增加病人們的控制感時，在心理方面就具有相當的意義。然後，評估這感覺對病人心理或生理反應之影響程度。

19 ☜

概括的組織

因爲這本書所採用的模式爲垃圾箱 II，該理論主張研究所有的組成要素都在決策空間中運轉。所以本書的內容有一些結構性的問題存在—在研究計畫中，由那一要素開始，將決定那一項目仍在考慮中。因此，章節順序的決定可能完全地主觀。理想上，讀者應該可以任取一本方法學的書籍，像是這本，然後依需求的順序閱讀各章節。不幸地是寫作的方式是線性的，而且很難不以邏輯的方式呈現所知的資料。在了解了章節順序的絕對性後，我們將依照傳統的模式—定義問題、設計實驗、樣本的選擇、度量、計畫的進行，和詮釋結果。我們將從醫療照護的機構，和各學科團隊的建立作爲本書的開始，因爲這些可能是醫療照護研究最明顯的特性。

摘要

本書是爲想做有關健康研究的社會科學家和醫療專家所寫的。所採用的研究模式適用於跨學科之大型研究計畫的需求。這樣的模式爲計畫之構成要素提供了平等的地位。經驗豐富的研究人員，能夠在研究過程採用一個規律而有彈性的方法。任何一個單一的研究都有著基本的困境和限制。知識的產生是以不同缺點的不同研究方法批判同一個問題。在本書中，我們嘗試以提供實例的方式，處理研究過程中會發生的問題。

2

醫療照護機構與共同研究

談到醫療照護機構（health care settings，以下簡稱醫護機構），我們第一個想到的是醫師的門診辦公室。這可能是在家中的小辦公室，位於辦公大樓或醫學中心的大型團體醫療服務。這也可能是一種未經預約就可以進入，並營業二十四小時的中心。然而，印象最深的，就是一個私人的內科醫師為個人的醫藥問題提供個人化的照護。

20 ☜

這樣的印象的確鮮明，但這不過是一小部分。醫療照護可以更廣義的定義爲：在各種不同機構，由許多不同的專業人士提供的服務。這些機構場所包括內科醫師的辦公室、醫院、診所、健康維護組織（health maintenance organizations, HMOs）、安養院，和其他慢性病照護機構，還有自願性健康協會，像美國癌症協會（American Cancer Society），心臟協會（Heart Association），和造口手術協會（Ostomy Society）等其他工作場所和社區環境。健康照護服務包括教育、診斷、治療、預防、早期檢驗以及復健。將醫療照護資訊傳達至個人或是團體的方式有：手冊、錄影帶、電腦軟體，以及個人的醫療指示與處方。這牽涉到的不只是醫師，還有護士及專業照護者、助產士、物理治療師、臨床營養師、醫療技術人員和專家、心理學家、職能治療師、健康教育者、口腔衛生專家、放射線技術人員，和其他相關的健康專業人員。

大多數的醫護機構爲社會與行爲的研究，提供了相當豐富的可能性。在本章中，我們將複習一些可以區別各種機構的特徵，及其與研究的相關性。在各種不同的機構傳達醫療照護的基本目的是什麼？到各種醫護機構的病患族群有什麼不同？本章也討論了有關「圈外人」（outsider）的問題，特別是進入和維持整體運作的問題。一個對健康研究全然陌生的行爲學家，要如何快速地進入一個醫護機構並在機構中久待？「圈內人」（insider）是指願意做研究的醫療照護專業人員，他們也將面臨角色衝突的問題：平時的臨床醫療人員 ☞21 與他們希望成爲的研究人員。這樣的角色衝突是如何發生的？要如何將衝突減到最小？最後，我們會討論研究團隊的問題。如何成立一個研究團隊，而在共同合作的過程中，潛藏的陷阱與歡喜是什麼？

場所機構的特徵

主要目的

醫護機構的主要差異在於是否專注於疾病（illness）與安適（wellness）的認定。大多數的醫護機構偏向於疾病照護。很多機構可能比較注意疾病的特定過程，包括心臟病發、骨折到肌肉痙攣，以及普通的感冒。急診室更是強調這一類的治療。這類的急性照護（acute care）導向和慢性照護（chronic care）成爲對比。由於美國的人口族群正在老化，加上其抵抗傳染病的能力有卓越的成就，慢性的健康問題因此就逐漸成爲醫療照護專業所注目的焦點。安養院和家庭看護協會都朝向慢性病之長期照護來發展。慢性照護可能牽涉了復健（rehabilitation），像是中風，或是照護像慢性肺阻塞這類不可能完全復原的疾病。由自願性健康協會所辦的自助團體（self-help group）則幫助病人及其家屬面對慢性疾病所衍生的問題。這樣的團體提供人們彼此認識的機會，並定期的相互支持，分享該疾病主題的訊息，像是乳癌、阿滋海默氏症、腦損傷，及酒精中毒等。

除了慢性照護的趨勢，安適（wellness）也越來越受重視，內容包括預防疾病（disease prevnetion）和促進健康（health promotion）。工作的地點也逐漸增加健康檢查及促進健康的方案，例如提供員工血壓的測量、運動機會，及減重計畫等。健康用品展售中心變的很常見，提倡營養和運動的書和錄影帶都賣得很好。在某種程度上來說，促進良好的健康習慣應是醫療照護的一部份。牙科是醫護專業上一個很好的例子，向來都十分注重預防的問題。自願性健康協會有多方面的公眾教育計畫，針對各種主要的疾病作預防和早期診斷。

☞22 總而言之，重視健康的改善與增進是一股新興且漸漸風行的觀念。促成改變的幾個重要原因之中，對不同疾病風險的認識，以及醫護系統之經濟因子的改變是兩大主因。危險因子（risk factor）有助於辨認特定的族群，建議他們應該採取一些行動來預防他們罹患疾病或狀況的風險。例如說，一般都建議 DES 患者的女兒要接受定期篩檢，而高血膽固醇的人應注意飲食等。預防及疾病的經濟誘因則來自 HMO 的建立。他們提供所有的醫療服務，只收均一的年費，和傳統的每次看病都要付費的服務是不相同的。HMO 的經濟動機是維持病患越健康越好，減低他們的看病次數就能使這種均一價格的結構能夠獲利。

在慢性與急性照護，和疾病與安適的特質之間，並沒有確切的分野。像風濕性關節炎這樣的慢性病也會有突然發病的急性期。急性疾病在手術之後也需要長期的復健或照護。篩檢健康的人口族群可能會發現慢性疾病，那些給予錯誤建議的自助團體也會導致疾病，像是減肥速成班。因為上述的相關性，實際上所有的醫療機構都多少會同時注意疾病與安適。雖然如此，各機構之間的差異還是能區別其主要目的，並決定在什麼樣的機構可以找到什麼樣的研究對象及其出現在該場所的理由。

族群

就某種程度來說，機構環境本身就預先替研究人員做了樣本篩選。我們確定接受醫療照護的人並不能作爲一整個族群的象徵。去看醫師的人可能多數是女性、小於五歲或大於七十五歲、收入很低或是相對地很高、白人，並有較高的教育程度（U.S. Bureau of the Census, 1985）。在這些分類條件下，被診斷出有疾病的人，有症狀欲尋求診斷的人，以及接受慣例檢查和預防照護的人，也都擁有不同的特徵。大多數被診斷出罹患嚴重的慢性病人，都會接受醫療照護，但只有少數出現症狀的人會尋求醫療評價。利用預防醫療照護服務的人就更少了。有百分之八十四的人是爲了接受診斷或治療去看醫師，而只有百分之八的人去做一般檢查。

23 ☜

根據社會人口統計學的特性，影響醫療利用率最明顯的決定因子是經濟。私人的醫療照護可以昂貴得離譜，而大多數的醫療支出可以經由保險支付，百分之六十一的美國人經由雇主來支付保險費用（U.S. Bureau of the Census, 1985）。其他百分之十是經由公眾保險，像是爲清寒者設立的 Medicaid 和給老年人的 Medicare 來支付。約百分之十五的美國人未包括在醫療保險系統內，包括逐漸增加的新待業人口和剛離婚的人。保險涵蓋的服務範圍和服務提供者，深深地影響什麼樣的人出現在什麼場所。保險政策鮮少包含慣例檢查、篩檢或預防。但是大多數的保險政策包涵手術及診斷性檢查等項目。因此，在既有的慣例保險項目中，預防和篩檢比起診斷和治療，對個人來說就昂貴多了。這並些開銷並不是日常支出，而是非預算下的開支，因此就常決定了一個人會運用什麼樣的健康服務。

考慮影響醫療照護利用率的支出時，將隱性支出（hidden costs）及機會支出（opportunity costs）也納入考量是很重要的。隱性支出包括了大眾運輸工具費用及停車費，還有托兒費或老人及殘疾者的照護費用。而機會支出並不完全是金錢上的，是指當個人接受醫療時，失去做其他事情之能力損失。最明顯的例子就是不能去工作和賺錢。時間上的損失可能影響了一天的行程或約會，所謂的時間長短也包括等待的時間，一個療程進行的時間和接受治療總次數。這樣相關的支出對不同的人口族群有不同的影響，像是受雇者和非受雇者，有小孩的人，或是殘廢者。

其他影響時常出入特定醫療機構的重要因子是轉診制度（referral patterns）。很多型式的健康服務，尤其是醫療專業，病人都需要經過門診內科醫師的轉診指示才能接受進一步的診斷或治療。最常見的例子是內科醫師將病人轉診至外科治療。然而，轉診制度對醫療照護的影響可能不明顯。舉例來說，從過去到現在，放射線技師都需要醫師的指示才能進行乳房 X 光攝影（mammogram）。但是現在有些地方就接受自行指定或是直接要求做檢查。不同的轉診要求就會影響一個需要接受乳房 X 光攝影的女性如何選擇兩個在其他方面完全一樣的放射線服務。對大多數的復健科來說，醫師的轉診指示也是必須的。甚至在美國癌症協會中之康復計畫也

☞24

須經醫師的轉介，將一個經歷過乳房切除的自願者介紹給一位將接受相同手術的女人，提供她的建議及支持。

對研究的影響

著手進行一個研究計畫時，應該要考慮一個機構場所的特徵，像是設置目的及人口族群。事實上這些因素會影響研究的每一個面向：譬如說，該問什麼型式的問題、該如何設計研究計畫、採樣、方法、如何引導研究方向，以及如何從結果中導出結論等。當機構場所的特徵可能對研究造成束縛時，了解這場所的特徵將能促成更有意義的結果。表 2.1 是目前對醫護環境特徵之討論摘要。但這些並不是萬無一失的。只是在評估一個機構場所是否合乎研究目的時，這張表就列出了應考慮到的不同因子。

機構場所的評估應該考慮到其中的人口族群。如果想要研究老年人的健康習慣，不同類型的機構場所可能會對不同類型的老年族群作不同的治療。工作的場所應可以排除在外，因爲這些地方不會有很多六十五歲以上的老年人。在黃金俱樂部中，應該是有較多健康的老年人參加這些活動。安養院中的老年族群，應該是病得最重的而且最無法獨立生活的。社區活動中心的餐點安排會吸引可以自己走動的老年人，而活動餐車的安排就比較適合行動不便的居家老人。這些機構場所及其相關的人口族群會影響何種健康習慣可以列入研究議題，該如何執行研究計畫，又會引導出什麼樣的結論。

☞25 表 2.1 場所的特徵

1. 型式
   - 醫師私人診所
   - HMO
   - 醫院
   - 安養院
   - 健康協會
   - 工作場所
   - 其他社區機構

2. 基本目的
   - 疾病—急性照護，慢性照護
   - 安適—預防，篩檢
   - 與健康無關的—職業，娛樂，其他
3. 人口族羣
   - 性別
   - 年齡
   - 種族
   - 收入
   - 患病的嚴重程度
4. 支出
   - 服務的費用—保險給付範圍，非預算下的開支
   - 隱性支出—交通，托兒，薪資損失，其他機會支出
   - 影響機會支出的因子—每天的時間，每次治療的時間，等待時間，治療間其／治療總次數
5. 轉診制度
   - 需要轉診—從何處轉？
   - 不需要轉診

有些問題對某些場所來說是不合適的。如果想要研究戒煙的問題，在主要針對預防之醫護機構，像是 HMO 或其他的健康俱樂部就不是很好的研究地點。因為這些機構場所的

☞26 設備，以及使用這些設備的人都遠比其他人更重視預防及促進健康。而從這裡挑選出來的研究對象，大多數從未有過吸菸的經驗，或已經戒煙，或是有很強的動機而戒煙的族群。在這人口族群中發現的成功經驗並不能完全適用於大多數的吸煙者。而比較適用於研究戒煙問題的機構會是工作場所，其中的人口並未在與吸菸有關的態度做先前的篩選，也不致於干擾結果。

不同機構場所的服務和工作人員也會影響研究的可能性。因爲原來的工作程序或其他計畫會和實驗設計相衝突。也可能因爲時間或空間的限制使面談成爲不可能。相關的資料可能已經是定期收集的資料，或是基於其他的理由，所研究的問題對工作人員沒有什麼利益可言。對機構場所的全盤了解，其服務的優先順序，以及其營運方式都是計畫和執行一個研究之前的必備知識。問題和論點可藉由表 2.1 關於場所特徵的參考資料而發展，但是只有在其中工作的人員能提供答案。

圈外人之論點：取得並維持途徑

當研究人員本身並不是該機構的工作人員，但又希望在這場所進行研究時，他就是一個「圈外人」。圈外人必須熟悉有助於進入並一起合作之醫護機構或組織的部分。不同的醫護機構對研究人員的開放性不同。有些醫護機構把做研究當成另一個目標。最主要的例子是大學附設的教學醫院，這樣的醫院通常把做研究當成職務的一部份。自願性健康組織通常很歡迎研究人員，因爲他們有些實行中的計畫需要接受評估。現在 HMO 有時也鼓勵研究人員來爲他們建立行銷策略；他們需要知道是誰在使用他們的服務，以及什麼服務是最熱門的。圈外人需要警惕的是，研究本身如何與組織的優先性和決策結構契合，是經由正式或非正式的方法才能獲得研究途徑。

☞27 決策結構

機構大小是一個重要特徵。比較大的醫療機構擁有比較複雜的決策結構。爲了通過一個研究計畫，必須經過層層得批准，也可能有常設的委員會監督整個研究。雖然所有的醫院對圈外人看來都是一樣的，但是醫院的型式可能因其不同的組織結構而影響了病人的接近。在大學附設醫院的醫師通常兼有教職。接近部門首長通常是一個可以徵得和醫師合作的成功方式。有時部門首長會允許研究人員接近病人。在一般醫院裡，接近病人的權利必須和實際上照顧病人的個別醫師爭取。

通常醫師對病人有正式的控制權，但是天天和病人在一起的，像是護士、技術員，和看護，對取得或阻礙接近病人權利的爭取有相當重要的影響力。醫護機構職員間的人際關係、病人還有醫師，都可能在微妙的權力動力圈內打轉。確認這些不正式的人事結構並開始溝通是極爲重要的研究重任。資料收集的計畫和採用方法的細節應該要和相關的職員溝通。早期和決策人員協商對研究有下列好處:(1)可以使用他們現有的資料和想法,(2)對他們例行工作的影響降到最小,(3)在研究進行中,營造參與感。雖然不同醫護機構中具影響力的人可能不同,但是和這些對研究參與有直接接觸的人一起工作的原則,是可以應用在任何場所的。範例 2.1 描述了一個與適當的人共事的難得經驗。

範例 2.1　和口腔衛生專家一同午餐

在一個預測口腔預防行為的研究中,若能和診所執業牙醫師一同合作很容易達成目的。事實上他對研究非常有熱誠。採用的方法是請接待員將問卷分給等待室內的病人填寫,然後請牙醫師在看完病人的情形之後,評估每位病人的行為。但這位牙醫師在研究中並沒有實質的角色。在研究的早期就可以看出這是一個很明顯的問題。資料的收集不夠完全,醫師對病人的評估都很相似而不適用於資料分析。這位研究人員於是會同接待員和牙醫師共進午餐,和他們討論這研究的基本目的以及每個人的不同角色。尊重他們的付出並建立繼續下去的溝通方式,有助於使資料收集的程序變得迅速而持久。

28☜

得到醫師合作之策略在所有的醫護機構中都很重要。一個忙碌的醫師爲何要和你的研究人員一起工作?你必須和醫師溝通本益比來說服他和你合作。爲了達成此目的,以下有幾個步驟：

1. 你可能對理論上的問題比較感興趣，但是爲了表達給醫師看，你必須做一些可行性與臨床上之關係的實際思考。你的研究對病人的健康有什麼影響，或者，是否可以提昇臨床醫療工作？，你不必爲了強調與臨床的相關性而變成醫療專家。醫師就是醫師。
2. 研究團隊裡最好有一個具有醫學知識的人，這樣有助於增加研究的醫學層面。和醫師或護士共同研究會相當有效率。他們對醫護機構及臨床醫療的知識使他們能在醫療場所中與臨床醫療者交談。他們的出現可以證明研究者對臨床醫療者的重視，因此可以支持你的臨床醫療相關論點。
3. 有些醫師對研究計畫的合作很感興趣，是因爲他們可以得到實質的個人利益。他們可能對結果很感興趣，因爲這樣可以得到提升醫療服務的資料。他們可能需要或希望以科學性的出版來增進自己的事業目標。有關出版榮譽的合作可能需要提供醫師一個共同作者（co-authorship）的身份，或者是詢問一些醫師感興趣的額外問題。重要的是，要在研究的早期先溝通好作者身份的問題。要注意的是，不同領域的論文對作者身份的認定標準不同，所以應儘可能多假設幾種狀況。先同意第一作者的身份，以及在不同刊物出版時作者身份的層次。（第 10 章有更深入的討論。）
4. 明確的計畫有助於使醫師了解需要做什麼。有簡潔清晰的計畫摘要也很有幫助。雖然有的時候很難計畫時間表，而且只是暫時需要，但卻可以使請求更爲明確。研究的設計要儘可能地降低對醫療服務的干擾。因爲資源空間相當有限，所以你必須提出合理的要求。重要的是要靈活自如，在研究進行中能隨時接受妥協。將你的請求清楚的寫出來。將最後的協定也寫下來。 29☜

5. 雖然佔用很多工作人員的時間，但還是有一些可行的補償方式。一個有準備金的研究可以「購買」職員的時間。或是，經過適當訓練的研究人員可以自己從事一些研究目標之外的，或研究計畫中的醫療服務。

範例 2.2 臨床工作的幫助

一個減少化療後嘔吐的研究計畫會需要化療護士進行藥物治療並收集資料。醫院的職員都太過忙碌而沒有時間接受研究訓練或資料收集的訓練。僅管對工作人員的時間有實質上的基金補助，這個計畫一開始就被認為是資源不足下的重擔。計畫參與者也分散在一般的化療病人中，有時候一天有好幾個，有的時候卻一個也沒有。這計畫後來決定以計時的方式雇用所需的化療護士。當沒有計畫參與者前來時，她也為其他的化療病人提供服務。先前所謂的負擔便成為醫院的利益，合作的意願於是增加，資料收集的過程也更為順利。

圈內人議題：角色衝突

若健康專業人員也是所研究之機構的成員，他就是所謂的「圈內人」（insider）。圈內人必須後退一步，以客觀的立場來觀察該機構和自己在其中所扮演的慣常角色。在研究人員和臨床醫師的角色之間總有一些固有的衝突。研究需要客觀、公平和控制處理；病人照護卻需要彈性、敏銳和注意到每個病人的個別需求。在這些不同角色的職責之間有實質的衝突存在。醫療照護專業研究員也許在不同的治療情況下，☞30 對研究對象有不同的行為表現，因為他或她只支持一種治療，就那一種。倫理和專業的行為標準也許並不一致。

減少角色衝突的策略

你能試著做一些事以減少健康專業人員和研究人員之間的固有角色衝突。也許有些時候你需要改選不同的研究問題或不同的方法。更常見的情況是要認定問題所在，並以可接受的調整程序來控制衝突。

1. 試著預測研究中可能發生的衝突。舉例來說，在藥物和酒精濫用對懷孕青少女影響的研究中，基礎資料需要收集與這類物質濫用相關的各方面資訊。在結構化的訪談中，研究人員詢問一系列有關年輕女性行為的問題。即使這位年輕女性有足夠的醫學知識了解這些行為對她和胎兒有非常嚴重的後果，訪談者也不能對受訪者的回答表現出否定的反應，因爲這將決定資料的完整與否。研究人員和輔導專業人員間的角色衝突，對研究員個人來說也是相當痛苦的。

同樣地，在乳房自我檢查的研究中，我們要求受訪者在 BSE 記錄表上記錄檢查中所發現的變化，尤其注意清單上任何可疑的情形（如，腫塊、分泌物和其他）。身爲一個研究人員，我們應關注於某些問題：是 BSE 本身導致這樣的發現嗎？什麼樣的發現會促成進一步的醫學評估？該尋求什麼樣的女性做評估？她們在發現變化和尋求評估之間有任何時間上的耽擱嗎？然而，當人們關注於醫療照護時，我們關心的是任何可疑的發現是否能儘快接受醫學評估。在臨床上，我們相當清楚早期診斷早期治療對乳癌有決定性的影響。什麼樣的角色操控著我們對發現乳癌這項訊息的反應？衝突在研究中早已存在。

2. 擬定一個計畫來處理可能發生的角色衝突。我們在 BSE 的研究中了解到，研究參與者對於我們所扮演的角色，比我們自己更覺得困惑。其中有些人也許認爲在 BSE 表格上所記錄的可疑發現，就可以做更進一步的醫學評估，如果真有什麼嚴重問題的話，應該會有人告訴他們下一步該如何做。所以我們決定採取一項措拖以澄清我們角色的職責。當在記錄上報告出現一項不尋常的發現時，我們會寄出一封通知信函。在內容中提醒這位女性，

31 ☜

她自己必須決定是否要去看醫生，而且要自行付費接受乳房變異程度的評估。在藥物濫用的研究中，研究人員若對年輕女性所提供的資訊缺乏回應，也可能會造成她們的困惑。受訪者也許會認爲，繼續濫用藥物並無所謂，或認爲並沒有醫物或心理上的輔導可以幫助她們。所以當基礎研究資料收集完成之後，在訪談期結束時應提供合宜的轉診措施。

3. 所記錄下的回應應視爲潛在之額外變數（additional variables）。如果你已預見潛在性的問題，你可以建立標準化步驟來處理，並檢查其是否已經執行了。舉例來說，「信函寄出」,「已經轉診至……。」但是要決定究竟是參與者或研究人員的反應干擾了研究，在不斷變動的互動中就顯得十分不容易。如我們稍後將討論的，訪談及其他和研究對象的接觸應該儘可能維持真實。在某些案例中，這意味他們將模擬臨床上的互動。在接觸每個病患後，一定要做記錄筆記。當你重新探討研究角色時，這些筆記也許能暗示出額外的研究干擾。
4. 和一個或以上具有實際研究經驗的同事合作，而這位人士最好屬於圈外人。如果你們無法正式地合作，至少讓他們讀過你的計畫，或與你討論該研究計畫。他們也許能洞察你無法預測的衝突，或是依據他們過去的經驗提供有創意的解決辦法。
5. 將自己由角色衝突的情況分離。做爲一個健康專業人員，你的臨床經驗比你的研究經驗還要廣泛。你的大多數「自然」反應來自於臨床經驗。如果可能的話，採用研究經驗比臨床經驗還多的人員來選擇資料，並讓他們與病人互動以達到研究目的。

建構研究團隊

在醫護機構場所中，一份研究計畫同時需要臨床醫師和研究人員兩者的專業。就如上所討論的，即使是「臨床研究人員」和「研究臨床醫師」，極難成功地於一人身上結合兩者的角色。兩個角色的洞察力、目標和訓練反應都不相同。32☜ 事實上，單一個人試者結合兩者的角色，將使他比其他人更容易處於持續衝突的狀態。另一方面，不同的人若扮演不同的角色也會導致衝突－外在、人際之間的衝突。了解並管理這些衝突，是合作研究中一項最深具挑戰性的層面。

尋找眞正的專家

團隊應該由曾經研究過實務議題，並擁有這類知識及經驗的人組成。應該有人擁有醫學或健康方面，以及社會或行爲方面議題的專業知識。應有人擅長統計諮詢。如果採用了不常見的採樣方式，就應該要有人有這方面的經驗。熟悉研究機構或病人照護議題的人相當重要。依研究計畫的焦點和複雜度決定所需要的專家。在開始設計研究計畫時描繪你希望擁有的「夢幻隊伍」，然後和可能加入的成員相談。儘可能地指出計畫中特別需要他們的地方，他們也許會推薦其他的專業人員。

研究一開始就讓所需要的專家參與是十分重要的。統計諮詢專家通常會抱怨在資料收集後，才尋求他們的建議。他們若能提供反應格式和計分標準，就可以得到更彈性和有用的資料。同樣地，在資料收集前應先就問卷內容諮詢行爲學或社會學家的意見。因爲問題的措辭和排列順序對資料品質會造成相當大的影響。醫學人員應確認你正在收集可能之最佳健康狀況的資料。

定義角色

醫師總是醫療照護的高手。他們習慣於開處方並想當然地擁有權力，而其他的健康專業人員也習慣這樣的安排。這樣的情形有一個十分好的定義，稱爲「階層」。外來的研究人員，無論是用來諮詢者或研究教導者，在這樣的階級體制中很難找到合適的地位。研究經歷在醫護機構中也許不像在醫學院裡那麼有分量，也許有些人會在研究開始時惺惺作態並使用權謀，以在研究團隊的潛在成員間找到自己的定位。在研究的早期階段，可以預期，也常常見到這種情況。如果整個研究過程都一直發生這樣的事就太不幸了。

☞ 33

解決這個問題的第一個重要步驟是，角色定義（defining roles）。不是定義他們在醫護機構或醫學院中的角色，而是依據計畫的專門性。因爲你正在建構一個團隊，計畫中有許多可分離的層面，像是醫學、社會學／行爲學、統計學等。

研究小組成員應該知道他們的角色為何，以及使計畫完整的責任在那裡。有一個好的方法就是寫下來。每個團隊成員的角色和責任都應該儘可能詳細地寫下來。這些描述也應該儘可能的和真實情況相近，而且當情況改變時就應重新撰寫。

在研究計畫中，牽涉到團體的另一個主要問題，就是所有權（ownership）。某個人提出原創想法。另外有人讓這個想法更好。有些人完成的實際工作比較多。有些人則提供資源。一般來說，這不只是一個人的貢獻，這些貢獻的價值會就你所在的角度而不同。計畫的所有權也許因此變的模糊。領有資金補助的研究中，通常只有一個計畫負責人（principal investigator, PI），同時主導研究計畫的科學和會計層面。許多研究機構都對 PI 有一定的要求，像是只允許大學終身任用教授、系主任或院長擔任此職務。若一位 PI 看起來就像指派的行政首長，只擁有頭銜卻非該計畫的所有者（owner），就會導致巨大的衝突。這角色的權力只是一種對頭銜的假設，無論任何原因的假設。再強調一次，真實地反應頭銜和工作內容的描述，否則情況將會依所撰寫的事實而改變。出版貢獻也是一個相關問題，這也受師徒制度和研究機構的影響。出版貢獻將在第十章做進一步的討論。在本章中，該注意的重要事情是得事先找出解決方案。

在團隊中工作

為了建立進行中的協調程序，定期會議是一個用來定義角色、澄清溝通和解決爭執的好方法。這些會議的正式與否決定於團隊的大小。有時候，形式上的角色，像是主席和記錄可以固定或輪流擔任，他們有助於會議的進行。而會議目的則維持在提供問題的解決方案。

☞34

因為每個人有不同的研究風格和工作習慣，問題因此而生。有些人偏好清晨或黃昏開會。有些人喜歡在壓力下工作，將事情拖到最後一刻才動手。有些人能忍受漫長研究遲來的成功喜悅，但有些人需要看見立時的結果。比這些研究風格上之差異更重要是，對最後結果之品質的巨大衝突。研究經常是理想和現實的妥協。妥協會演變成「做完了」與「做對了」的衝突。結果品質的判斷，會受到個人專業和計畫參與程度的影響。有些人天生就比較謹慎，也許會注意到別人視為平常的特別事物。即使是所謂「做對了」的定義也會成為一個問題。

計畫中的參與程度和工作風格也會影響團隊成員的時間分配。對某些人來說，他們正在進行的計畫是最重要的事。他們準備把其他義務擺一邊，並投注所有的時間在長期且緊繃的工作上。對其他人來說，這只是許多計畫和委託之一。即使他們認真地看待自己的興趣，長期研究的結果就是說他們的生活時間相對地變少。了解每一個團隊成員的投入程度和計畫對個人的意義，可以降低差異所引起的衝突。合作的重點應放在團隊成員實際貢獻的價值。

合作的樂趣

集中焦點在合作的問題會模糊真正的益處。一個集合各科人才的團隊是具有刺激性和具創造力的。成員帶來新穎的洞識、新點子和方法，還有製造新問題和解決問題的能力。這會是所有參與人員的學習經驗。最重要的，這能產生更好的研究成果，更能為所研究的健康議題帶來意義和應用性。

摘要

醫護機構的定義廣泛，不只包括醫師的辦公室，還有醫院、診所、安養院、自願性的健康協會、工作場合和其他社區環境。醫療照護的定義也相當廣泛，所有的醫療人員，包括相關的健康專業人員都被視為醫療照護專業人員。而我們一再地依據醫療機構的原始目的檢視它們，考慮可以在這些機構場所中得到的族群，以及場所特徵對研究的的影響。「圈外人」的議題討論機構以外的研究人員為了達到研究目的，該如何獲得進入機構的途徑並持續該通路的方法。不同機構有其正式與不正式的決策結構，這是需要辨別清楚的。大致上的策略是與醫師的合作。「圈內人」的議題則由角色衝突的觀點來討論，我們也提出了減少這些衝突的策略。

建構一個跨學科的研究團隊會牽涉到訂定務實的議題和特定的需要專門技術的研究程序。清楚地定義並寫下角色和權責是相當重要的。我們也討論了因研究風格和工作習慣之不同所產生的社會和人際衝突。最後，提到合作的益處和樂趣。

35 ☜

習題

1. 你希望能提供並評估與飲食和運動有關的減肥計畫。你可以從工作的醫院召募參與者（無論是病患或工作人員），也可以召集私人醫院的病患，或當地速食連鎖店的雇員。這些不同的機構場所會如何影響你的研究？
2. 拜訪當地大醫院的急診室。在等待室內的病患與私人聯合診所等待室內的病患有何不同？是那些環境特徵造成這種差異？

3

詢問研究問題

我們為什麼要做研究?我們做研究是因為受到問題的刺激，並且想知道答案。定義一個問題並轉化為研究術語是開始設計一個研究計畫最具威脅的部分。閱讀科學期刊的報告標題就可以感受到威脅性。一個像是「成因、感受性和心理調適：乳癌病例」(Timko & Janoff-Bulman, 1985) 的標題也許是由一個像是「你認為人們對疾病之成因的看法會影響其合作性嗎?」，或「若我們詢問乳癌患者，為什麼她們會得乳癌，將會得到什麼樣的答案?」的問題開始。一個原始構想不錯的研究問題最後會表現在正式的標題上。 36☜

構想可以有許多來源，但是評估構想的實質優點則得由你開始。你如何知道你擁有一個好點子?一個好構想是你個人所偏好的。如果你擁有一個構想，你會在非正式的場合與人討論，和同事、朋友、家人討論。你將有機會釐清此想法，並對可能的聽眾陳述。然後得到有價值的回饋。熱愛你的構想是很重要的，因為從一個概念的產生一直到最後的研究報告出爐，你得在研究計畫中和此構想共處一段很長的時間。如果你現在只有一點點熱情，你可能會在最後的時候痛恨它，有可能更糟，因為你也許永遠都無法實現此構想。

也許其他人對一個這麼好的構想也很感興趣，一個好構想可能存在於你周遭範圍和研究團隊之外。你能想像你自己在 Phil Donhue 秀談論你的研究嗎?你能清楚地讓這些觀眾明白你的構想，並使他們感興趣嗎?他們在乎嗎?也許不。有的時候你必須使勁地想，還有什麼人會有興趣。在研究初期，值得透過這個練習以得到一些想法。

一個好構想不必從你自己開始。也許其他人已經發展出主要的研究問題，你只要接觸並加入該研究團隊。仔細地檢驗該團隊所提出的計畫相當重要，看看是否有你特別感興趣☞37的部分。在你投入這項計畫前，你應該對這個提案有全然的正面反應，但重點是，你得親自完成計畫的某些部分，並加入你的洞察力和經驗，也親自關心此部分的結果，然後從頭到尾注意你的那一部分。在你進入研究工作的早期，完全地參與一個研究團隊並從中汲取經驗對你非常有幫助，不應該只想著你必須付出主要的、實際的貢獻。即使你真的付出許多，只關心研究的某些方面可能會比較好。

研究健康議題的方法

醫學專業人員和行爲科學家可能會採取十分不同的方法探討有關健康的問題。即使在健康相關的領域內，仍然會因爲背景和訓練的不同，而時常採用不同的方法。

醫學取向

一個典型的醫學取向（medical approach）通常以疾病本身開始探討問題，像是癌症，關節炎，心臟或肺部功能。另一種醫學取向（也算作公共衛生方法）則將重點放在醫療照護，像是預防，早期偵測和篩檢、復原、復健以及慢性病的適應。這個方法在將疾病分割成各個階段時可能會出現問題。第三種取向集中焦點在治療需求的本質，像是手術或藥物治療／化學治療。因此當某個人對癌症有興趣時，會想了解是什麼因素使疾病發作、進展或消失。另一個人也許注重癌症的早期偵測或復健的議題。第三個人也許認爲化學治療的反應比較重要。他們所提出的問題和假設具有相當不同的本質。

心理或行爲取向

心理或行爲取向（psychological or behavior approach）聯繫了人們的反應和健康／疾病的關係。其焦點也許在遵從

☞38 性（compliance），察覺對健康狀況的控制力（control）、態度和預防行為（preventive behavior）之間的關係，或對壓力源（stressor）的反應。這些議題之有兩種不同的觀點。一個重視個體或個人的層面；另一個則關注環境場所或狀況的層面。因此，就個人層面來看，也許關注的問題是癌症病患對疾病的適應良好與否、或參與早期偵測、或對治療的遵從性。一個有關環境的問題，其焦點則在於其他人對癌症病患的各種反應如何影響病患的適應，或者是，藥物治療的本質或副作用對遵從性的影響。

選擇焦點

相當明顯的，健康性的研究問題可以擁有不只一個重點。當每一個問題都適合作為研究焦點時，選擇主要的焦點對研究者來說就成唯一個問題。這裡提供另一個例子，一個人可能會對 BSE 的各種方面都感到興趣。就醫學取向來說，焦點問題也許是 BSE 在早期偵測時，對小型腫瘤或癌症的有效度。在早期偵測的背景下，可能會以 BSE 和乳房 X 光攝影，或是和血壓篩檢相比較。個人層面取向的心理學家，也許會在何人對 BSE 較遵從的問題上發生興趣；而另一個關心環境層面的心理學家，重視加強環境的暗示以增加遵從性，正如我們所做的（Grady, 1984）。研究計畫可以設計成將光芒投射在所有的議題上，但是仍需選擇主要的焦點。

擁有一個主要的焦點（醫學或心理學上）是相當合理的，因為在設計研究計畫時，需要做特別困難的決定以捨棄某些部分換取益處。然而，許多在醫護機構進行的研究事實上結合了兩個以上的焦點。當計畫的某些方面必須停止，有些度量必須被排除，和需要做其他這類的決定時，主要焦點就是最重要的。你如何選擇焦點並排出優先順序?這裡有一些你應該做的考量：

1. **以你自己開始**。你的個人興趣是什麼，如上所說，你應該參與研究。所選擇的焦點也應該反映出你的訓練和背景。實力讓你能夠處理問題。重視疾病方面的心理學家，和以態度作爲研究焦點的臨床醫師，都相焦點放在他們的主要專業領域之外，因此通常不能有盡其可能地貢獻心力。你個人的優缺點也是很重要的。有些人能安然地 39 ☜ 陪伴再臨危病人的身旁，而有些人卻無法。有些人特別能應付孩童，而有些人則不然。縱向研究爲一些人提供了大好的機會，因爲他們比他人更能忍耐等待遲來的成就。當你選擇一個研究焦點時，你需要實際地評估你個人的風格和能力。
2. **評估研究團隊**。在選擇焦點時，考慮研究團隊也十分重要。小組應該呈現什麼領域的專長、興趣和個人能力?該請求什麼樣的額外人員以支援團隊?什麼人是你可以拜訪的，並對此構想做偶爾的建議或回饋?團隊成員熟悉何種文獻，能確保這個構想是最新的。問題的本質決定了團隊中需要什麼樣的人才，但是，反過來，團隊的組成也會重塑問題的本質。
3. **考慮可利用的資金**。如果你需要資金，你就需要留心補助機構的本質。舉例來說，聯邦政府大部分的補助單位是由疾病來分類的。如果你的興趣在遵從性，就遵從性與某個特殊疾病（像是高血壓）之關連性的問題提出申請會比剖析疾病的本質容易獲得補助。在範例 3.1 描述的控制研究，我們必須一直向我們的補助機構強調，這個研究是跨越疾病的。

4. **考慮有意願的聽眾**。純粹心理學方面的問題，也許會讓你和你的同事感興趣，但也許臨床醫會說「那又怎麼樣?」如果你的目標是改變政策，你必須考慮決策者的本質，和其相關的所有問題。你可能選擇的期刊或發表演說的會議，也能讓你猜測聽眾或讀者所關心的事。

範例 3.1　選擇焦點

有三位心理學家想在做醫護機構中進行有理論基礎領域的實驗。我們其中之一具有護士背景，這可能有助於我們對機構場所的決定。我們三位都有不同的個人風格，都想要控制自己的生活。對病患選擇照護治療方法的權利上，我們同樣地堅持人道主義的看法。所以我們決定，主要的研究焦點在於病患選擇療法的控制上。身為社會心理學家的背景和接受的訓練，使我們具有調查和執行控制有關的個體特性和環境因子的能力。

☞40

我們也了解我們需要額外的醫學知識，以便在有選擇權時選擇治療方式。我們找到一位臨床醫師加入我們的團隊。他建議在鋇劑灌腸 X 光攝影的準備方法上，病人應該有權選擇。我們也找到另一位研究人員，他已經在進行以不同的方法治療因化療引起的嘔吐。和他合作也獲得化療的知識、進入機構的方法，並經由協調我們和他的工作來輔助度量。我們增加一位有醫學／外科背景的護理研究人員來幫助並主導研究的設計。因此我們發展出的共同合作計畫為：病患有權利選擇兩種不同療程的研究。然而，原始團隊成員的興趣，影響我們延續焦點討論最重要的因素，是研究設計上是不可或缺的。

產生研究構想

如同一篇論文的正式標題也許和當初的問題或構想不同，瀏覽文章的序言部份也無從得知原始構想的來源。我們所受的教導是要由前人的理論和研究來準備研究工作。然而，有時候我們得到的研究構想有其他數不盡的可能來源。（見 McGuire, 1983，有更多的討論。）我們只敘述一些。

1. **觀察真實世界**的確是一個好的來源。科學畢竟來自於有系統的觀察。如果你是一位健康專業人員，你就會有許多產生研究問題的經驗。你也許會注意到，不喜歡問問題的病人，在手術後要花更多的時間康復，或者更容易感到焦慮。這類觀察，或不正式的「靈感」就是引發研究問題的好材料。如果你不是健康專業人員，在你有興趣的醫護環境做一些觀察會有所幫助。

2. 你還能應用**你的個人經驗**。想像你自己是你研究計畫中的受試者或目標族群的成員，這對於建構你的問題、選擇你真正要做的事，和你將度量的項目都相當有意義(見範例 3.2)。可能的話，試著扮演一個病患經歷整個療程，將能爲醫護開業醫師和其他研究者提供病患的內在感受。

☞ 41

範例 3.2　個人觀察／經驗

我花了無數小時在圖書館，閱讀 BSE 的相關文獻。這些文章包括了一些研究報告，一些醫學期刊的社論和一些短文。研究的基礎相當的薄弱，主要的調查工作是詢問某些女性族群是否有做 BSE，如果沒有，原因為何?這些族群通常不夠大，或不具代表性。在每個研究之間，所問的問題和格式具有驚人的差異。我們一再地發現，大多數女人顯然不實行 BSE。這些女性不做 BSE 的理由並不明確?我正列出女性不做 BSE 的各種理由。這些理由可分為三大類：(1) 女性不知道如何，或為什麼要做 BSE；(2) 女性對觸碰自己的身體過於審慎，以及 (3) 女性對可能的發現過於害怕。這些理由看來似乎十分合理，但是總體來說不夠滿意。這些問題本身不斷地重覆「為什麼女性*不做* BSE？」然而，當我自問「為什麼我不做 BSE?」時，我才知道，原來上述的理由沒有任何一個能解釋我的行為。所以我改變問題「是什麼理由讓我去做 BSE?」如果每個月有一通友善的提醒電話問我是否有做 BSE，那我就會做，即使事先就想到，或是接了電話後才及時想起來。將問題轉變成正向的，就會完全改變原先有關問題的思路：「什麼才能*鼓勵*女性做 BSE?」這個新問題將 BSE 置於行為修正的背景下，使行為改變各種可試驗之技巧的可能性大幅增加。

3. **訪談病人**也會增加你對情境的了解以產生新構想。深入地研究案例也是一種個人經驗／條理性觀察的形式，是一個問題的良好來源。健康專業人員能輕易地將這種案例研究融入每日的工作中。
4. **一般性的閱讀**也能爲假設提供洞察力。有關醫護議題的傳記、自傳和小說提供了一種觀察世界的方式。Norman Cousins（1979）的著作－疾病的剖析（Anatomy of an Illness）提出了醫護體系的角度和病人復原值得研究之處。
5. **開業醫師的經驗法則**。你不知道理由卻可能會去做的事，也許就是一個絕佳的假設來源。許多假設是從經驗發展而來的，但當進一步去檢驗時就值得測試。對許多臨床醫師而言，在病人昏迷時對病人說話會改善復原的機率。若系統化地研究檢測這個構想，能幫助我們決定是否值得讓工作人員花費他們的寶貴時間在這假設上。 42☜
6. **檢測反面的問題**是一個有趣的方法。舉例來說，缺乏對藥物治療之遵從性，就會牽涉到藥物的低使用率和藥物濫用。食慾不振（anorexia）與食量減少有關，肥胖牽涉到過食。經由相對因素的涉入，而使問題可能有相互對應的解決方法（McGuire, 1983）。

7. 有許多比較傳統的問題產生來源。在**假設－演繹法**（hypothetico-deductive method）中，以一個理論做爲開始，使用邏輯推演就可能得到一組預測。舉例來說，「習得之無助感」（learned helplessness）的理論，解釋人們對無法控制之嚴重負面事件的反應。一般會發現人們變得沮喪而且冷漠。我們認爲有些慢性病患也許符合這個理論，目前正研究風濕性關節的病患，觀察其發展出無助感的嚴重程度。
8. 除了理論之外，先前的數據資料也是問題的來源。當兩個**研究結果相衝突**時，爲了解釋他們就會誘發出新的假設。我們發現，相信要爲自己健康負責並知道健康之價值的人們，會去尋求更多有關高血壓的資訊（Wallston, Maides, & Wallston, 1976）。但在數年之後，我們試著使用尺度稍稍不同的方法重複該研究時，並未得到相同的發現。我們了解，在報章雜誌中已經有太多關於高血壓的報導，所以我們假設研究之間的差異，與首次研究當時最新的資訊有關。所以我們計畫了一項研究，比較包括高血壓和另一個更新的疾病（在當時）－皰疹（herpes）。「每月疾病」（Disease-A-Month）這本期刊幫助我們選擇疾病。我們原本預期在人們會尋求有關皰疹的資訊，並非高血壓。但不幸地，我們的預測失敗了。事實上，我們在高血壓這項目上得到了期望的結果。我們至今仍未想出解釋，直到現在，這份研究報告仍躺在檔案櫃裡。
9. 如同相互矛盾的發現，**一般發現的例外情形**也可做爲假設的來源。如果你能提出為什麼例外會發生，你就有了一個新的假設得以檢驗。

10. **觀察所得之複雜關係**可以分類成簡單的結構。有許多研究與手術的準備過程有關，一般的結論指出，在手術前提供資訊與較好的癒後有關。Johnson 和 Leventhal（1974）認為這類的資訊也許和侵入性的醫學程序（內視鏡）結果有更顯著的關連。他們從感覺上的資訊（information on sensation）或病患可預期的感覺，區分出行為性的資訊（behavioral information）。他們發現，若結合這兩類的資訊，能最成功地減少痛苦並提升病人的遵從性。 43 ☜

11. 概念分析也提供了構想的來源。**類比**（analogy）是一個具創造性的也是不常見的假設法。這牽涉到將概念從一個領域轉移到另一個。舉例來說，McGuire（1973）從醫學借了「接種」（inoculation）這個詞，來形容一種使抗拒轉為態度改變的方法。*將常識逆向假設*，能鼓勵一個人思考何種假設支持該情況。舉例來說，人們想要有掌控感似乎是合理的事。但是 Wortman 逆轉這項關係並認為，當一個人得到癌症時，掌控感會導致自責和尋求祕方（Wortman & Dunkle-Schetter, 1979）。同樣地，獨立和非獨立變數之間的焦點或方向，也能反轉。在開始研究關節炎時，我們預期嚴重的疾病會增加病人的無助感。結果反而發現，無助感的增加似乎會導致嚴重度增加或失能（functional disability）。

12. **政策**（policy）是健康研究最豐富的問題來源。這個一般名詞－「策略」包涵了許多不同階層的決策。政策議題的範圍，從醫院的地區性決定，像是是否使用初級看護（護士對特殊病患有一對一的持續看護之責）或是輪流看護，到政府立法爭議行車繫安全帶的強制法，還有美國醫療補助計畫給付的國會法案。像這樣的政策議題，能爲研究提供靈感，而研究能提供有用的資訊。許多政策都是依差強人意的研究發現，而非成本考量決定的。衛生政策則常以行政官員的觀點來制定，而外加研究來突顯整個體制之其他部分的價值，包括病人。

舉例來說，緬因州參議員 William S. Cohen 在美國心理學家討論會中公開談到，要提升工作場所之健康。他討論了許多不同的計畫，包括壓力管理。若將他的主張轉爲政策相關之假設，就是檢測工作場所的壓力管理計畫，是否能降低曠職或保險成本，並增加生產力。基於對這種計畫價值的信念(由研究加強)，Cohen 推行「醫護預防獎勵法案」（Preventive Health Care Incentive Act），爲雇員提供這類計畫的雇主可獲得減稅。

☞ 44

修飾問題

並非任何能引起興趣的問題就是好的研究問題。一個研究問題必須要定義清楚並可以實行。除上述之外，研究問題必須是合宜的問題，在獲得答案後能支持或推翻假設。一個像是「壓力會導致癌症嗎?」的問題當然令人感興趣，但是單一的研究計畫並不足以回答這個問題，同時，壓力本身也是一個非常廣泛的概念。一個人必須更精確地的思考何謂個人所指的「壓力」，而且應該決定要如何度量它。在研究術語來說，你感興趣的壓力，是一個構想，或是一般的概念，要有一個特殊化的度量試圖使這個概念變得「可操作化」。

在健康研究中，可行性(feasibility)是一項主要的議題。人們不能任意指定一個健康狀態。許多疾病和條件都相當稀少。許多我們想要了解的東西不能直接觀察，像是心理狀態。從心理度量到心理和生理影響之間，有一大段直覺跳躍的空間，特別是長期的影響。這些議題將會在設計、度量和詮釋那一章有進一步討論。如果研究計畫已經設計好，而特定的步驟和度量已經選好，研究問題就要接受進一步地修飾。

基本要素

一個好的研究問題至少有三個主要素：兩個變數和兩變數間的關係。一個「*變數*」(variable)必須有兩個或更多的不同程度或值。舉例來說，遵從醫囑是一個變數，因爲人們會多多少少的遵從。這能以程度來度量：使用兩個層次來分類，人們的行爲可分爲遵從或不遵從；使用三個層次，可以分類爲非常遵從、有些遵從或不遵從；使用多層次分類，行爲能定爲在規定時間內服用多少藥丸的觀點來度量。如果研究問題關心的是疾病的嚴重度和遵從性之間的關係，疾病的程度也要能概化爲變數，可以產生兩個或更多的值。如果研究問題關心的是介入法（intervention）如何增加遵從性，那麼介入必須最少有兩個層次的分類（表現／缺乏）。

☞45

變數之間的關係，決定於他們所稱呼的變數爲何。如果所認定的關係是隨機的，造成變化或差異的變數則被標上自變數（independent variable）。自變數在研究人員的控制之下，獨立於受試者所做的。在遵從性的例子，介入法可以是一個自變數。假設會隨介入之結果發生變化的變數稱之爲依變數（dependent variable），而結果數值取決於介入與否。在遵從性的例子，依變數是遵從性的度量。在研究中受試者的相異，和影響依變數的其他變數稱之爲控制變數（control variable）。控制變數的重要性足以被確認和測量，但當研究人員爲了獲得比較清楚的假設檢驗時，就希望能將其影響降至最低。在遵從性的例子中，疾病的嚴重程度被視爲控制變數，並依病情的嚴重度將病人分組，然後在各個群組內檢測介入法的影響。

文獻檢索

當你對你的問題有了整體性構想，要進行修飾問題的工作時，你必須找出其他人問過什麼問題，並找到和你的問題的相關性。搜尋文獻會在圖書館花費無數個鐘頭，但是電腦時代的來臨可以加速這項過程。有些主要的電腦資訊服務能由圖書館取得（或者由家用電腦，如果你加入像是 Dialog, Source,或 CompuServe 提供的的遠端通訊網路）。這些服務摘錄大部分你所感興趣的期刊。PsychInfo 提供了取得心理學文獻的主要管道。Medline 包括了大多數的醫學文獻。你在電腦上可以搜尋取得的資料取決於你選擇了多少「關鍵字」（key words）。向圖書館員諮詢，能協助你選擇關鍵字。你應該搜尋與研究問題中之變數有關的關鍵字，或是你選擇的特殊度量，以及你正在研究的疾病或健康領域。在引導文獻檢索的其他細節，請見 Cooper（1984）。 46 ☜

提出假設

我們能跨越我們的問題，並將我們的靈感以假說的形式表達。當我們有問題時，我們通常會猜測答案。然後我們提出各變數間預期關係的假設。雖然，在統計課程裡，你也許被迫要訂出虛無假設（null hypotheses），或聲明兩組之間並沒有差異。但由理論、觀察或先前研究確認出一個具方針性的假設。

描繪出變數之間的假設關係能幫助你釐清你的假設。想像你獲得的結果，應該可以證實你的靈感。在遵從性的例子裡，你也許期待在疾病的嚴重度和遵從性有全然的正相關，亦即，一個人病的越重，對治療就越遵從。把假設的關係繪成圖表，也許會衍生額外的問題：你預期在疾病的不同程度所增加的遵從性是真實的嗎?也許這只有在重病患者，才存在著這種關係。圖解相反的假設並評估其虛幻的道理，也許可以幫助你進一步修飾你的問題。

摘要

我們做研究是因為想知道一個問題的答案。醫療照護的問題可以來自醫學與公共衛生上的，或精神與行為上的觀察。大多數跨學科的研究與上述兩種層面都有關係。選擇一個主要的焦點非常重要，因其將引導有關研究設計的抉擇以換取更大的利益。選擇焦點有一般四個的考量：你自己、研究團隊、財務來源、和有意願的聽眾。研究構想可以從許多資料產生，不僅從傳統上依據過去的研究或理論，還可由觀察真實世界和你自己的經驗開始，可有 12 種構想問題的來☞47源。修飾問題，並定義三種基本要素：兩個變數和他們之間的一種關聯性。對此相關性的假設應該儘可能地陳述。

習題

1. 以本章所提及的每一種情況計畫研究方式以解決下列問題：和昏迷病人說話的好處；癌病病患使用祕方；食量過少（缺乏食慾）和食量過多（肥胖）的相似性；強制繫安全帶法的效果；初級看護。修飾每一個問題將前述三種要素都表達得很清楚。如果可能的話，以專一性的假設陳述每一個問題。
2. 選擇與上述的兩個假設相關的關鍵字，進行文獻檢索。

4

研究設計

當研究工作要開始時，研究設計的內容會詳細記錄研究的組別數，其中最重要的，還有觀察或度量的次序和頻率。當你完成研究計劃時，你必須考慮到研究的目的、所需要的資訊、可蒐集的數據資料、研究對象，以及其他各方面的因素。此外，及早考慮你的研究主題適用何種類型的研究設計也是十分重要的。

一般常見的研究計劃有三種類型，本章將一一地介紹。不同類型的研究計劃各有其優缺點，所以在開始設計研究之前，最好先評估它們的特色。我們可以三個問題來區分研究設計的主要類型：

1. 是否有計劃接受治療或介入法？
2. 是否有對照組？

3. 研究對象是否能隨機分配至各組？

如果在一段時間內有計劃地調查或監測研究對象，而沒有治療介入的話，這就屬於相關性研究（correlational design）。如果有對照組卻無法將研究對象隨機分配至各組別，屬於類實驗性研究（quasi-experimental design）。如果研究只有一個研究對象或觀察物（一個病人、一間醫院、一個行政區），這也屬於類實驗性研究。如果有一個或多個對照組而且能將研究對象隨機分配至實驗或對照組，這就屬於實驗性研究（experimental design）。

有關健康之研究設計經常混合使用這些方法。例如，在一個實驗性研究中，我們常在進行介入後對實驗組及對照組進行問卷調查或訪談。這問卷與訪談的結果可以用來探討樣本之特徵變數間的相關性。此外，我們也可依某一個問題的訪談結果將樣本分組，再檢定各組的差異性。這樣的方式可以用在類實驗性研究中，因為其分組並不是隨機的，而是依反應不同產生的。

☞ 49

這些研究方法也可以連續使用，以回答一系列研究中的問題。若一個人想要提高藥物治療的遵從性，卻不清楚其影響因素時，我們可以從相關研究開始著手，訪談遵從性不同和擁有某些已知影響介入因子的對象。舉例來說，一個人可能想知道關於藥物治療本身（投藥頻率、劑量、副作用等）或病人的健康狀況、社會狀態或個人特質。這類探索性的研究應該要為接下來的實驗性或類實驗性研究提出假設。在追蹤實驗裡，我們還可以對假設的影響因子作有系統地變動，以進行更有力的試驗。

另一系列的研究也許會由實驗性轉爲相關性研究一個人可能會希望測試那些在嚴密之實驗控制下的效果，在比較鬆散、近似自然條件的情況下是否也同樣顯著。舉例來說，有關「習得之無助感」的文獻報告數量龐大，這些感覺來自於不可避免之厭惡事件，使個人放棄或失去迴避這些事件的努力（Seligamn, 1975）。我們現在正在測試這些實驗室得到的相關結果，以風溼性關節炎的病人研究相關性，看看無法控制的疾病是否會導致無助感和降低日常的機能。

效度

在研究計劃中，實驗的「效度」（validity）是我們最關心的，也是評估結果的基礎。效度的強弱決定了實驗結果的公正性與可信度，也影響我們對實驗結果的解釋方式。效度可分爲內在效度（internal validity）與外在效度（external validity）兩種。內在效度是指在一個特定的研究中，「A 造成 B」這樣的結論是否屬實。影響內在效度的是其他競爭性的假設也有可是 B 的成因。外在效度則是指我們在實驗中得到的結論是否可以應用在其他的族群、醫護機構、治療方式或度量方法。本章所提到的研究設計基本上都是以內在效度來評估，而外在效度，或普遍性（generalizability）將在第五章的選取樣本及第十章的推論中做進一步的討論。（參見 Cook & Campbell, 1979; Huck & Sandler, 1979 對於效度有更深入的討論。） 50☜

不同的研究設計有不同的因素會影響效度。如同我們在第一章所說的，沒有哪一種研究設計是完美的，各有其在詮釋結果時所必須考量的困境。在本章中，我們並不是要描述所有可能的研究計劃，而是提出在健康研究中主要的研究設計及其優缺點，讀者可參考其他的延伸閱讀書籍。我們將從相關性研究介紹起，Campbell 和 Stanley 稱之為「前置實驗研究」(preexperimental design)，用以表示實驗性研究試著要克服其缺點。最後我們還會討論到實驗性研究和類實驗性研究。

相關性研究

相關性研究屬於非實驗性的研究，它沒有介入及治療，而是收集兩個或多個變數的資料數據，並探討其間的相關性。相關性研究最大的優點是變數間的各種競爭性假設可以同時試驗，而且能夠在單一研究找出多個變數間複雜的相關性。如果兩變數間的度量值沒有明顯的共變(covary)，那麼相關性便趨近於零，這兩個變數有關連性的假設就可能不會被判定為真。如果有共變則表示有相關性，可以進一步的實驗性研究來探討其因果關係和維持其相關性的條件。

相關性研究最大的缺點是無法在其中獲得明確的因果關係。例如，身高和乳癌發生率看似有關，但彼此間卻看不出有什麼因果關係(Micozzi, 1985)。當我們強調一些重點時，預測因子（predictor）和標準（criteria）是比自變數和依變數常用的詞彙。至於何者是自變數或預測因子，而何者是依變數或標準，則是一種相對上的判定。相關性研究有時是唯一可用而能取得有效數據的方式，如果這樣的發現可以被其他的數據取代或補強，那令人信服的因果關係就可以被證明。例如，各式的相關性研究都指出，抽菸和肺癌有關，那麼就足以證明抽菸可以導致肺癌。相關性研究中要證明變數間合理的因果關係時，必須有下列三個要點：(1)預測因子和標準必須共變；(2)預測因子要先於標準發生；(3)對於這樣的結果沒有更好的解釋。 51 ☜

橫向研究

橫向研究（cross-sectional (single-shot) design）是最常用但也是效度最弱的一種相關性研究。所有的變數都在同一個時間點上度量，例如對某一群人做問卷調查或訪談。我們觀察到變數間的相關性會有許多可能的解釋。在同一時間點上對變數所做的測量可能會比在不同時間點上所做的測量更趨於相關性。這樣的相似性可能是研究對象處於相同的訪談、相同的環境、相同的心情所致，或是因爲他們在受訪過程中可以維持一貫的行爲、態度和健康狀況。其他自陳報告的偏差也可能會反應在回答裡，這我們將在第七章討論。此外，一個變數能會影響另一個變數，也或許它們都會被第三個我們所沒注意到的變數所影響。我們試著用範例 4.1 來說明相關數據的因果關係。

範例 4.1　何者先發生？

我們在橫向研究中對癲癇病患進行調查（DeVellis, DeVellis, Wallston,& Wallston, 1980）。基於習得之無助感的理論（Seligman,1975），我們假設，若一個人的病史出現不可預測及不可控制的發作愈多，那麼他的無助感會愈明顯。我們以憂鬱及病人對控制座的信念來定義無助感。我們發現癲癇病史的確和無助感有關，符合推證因果關係時的第一個要點（共變）。儘管我們在同一時間點上測量所有的變數，我們仍無法說癲癇病史一定會造成無助感。由於我們無法知道人們的信念或憂鬱的程度是否真的出現在癲癇發生前，所以不能滿足預測因子先於標準這個要點。此外，有些癲癇病史的判定是很☞52主觀的（如發作的可預測性及可控制性），而沮喪或健康信念也會使人們對發作的描述有所不同。因此，我們的結論可能有其他更好的解釋。

有時候，橫向研究會用於評估不同族群隨時間或老化的影響。重要的是，在這樣的案例裡，我們頂多只能說明族群間的差異。例如，我們無法推斷什麼變數增加或減少了，但我們可以指出年長的人對於其健康照護的控制需求比年輕的人來得少（Woodward&Wallston, 1986）。當我們要描述年長與需求下降這件事的邏輯性時，這樣的結論是無法在橫向研究中獲得的。也就是說，不同年齡族群所擁有的特殊經驗是不同的，而這樣的經驗並不一定是老化過程的一部分；我們所得的差異可能並非年齡，而是世代差異（cohort effect）。世代差異經常是相關性研究對年齡差異的另一種解釋。是否一個年輕人在年齡增長後，對控制的需求會減少呢？只有對樣本進行追蹤（縱向研究）才可以對增減的趨勢做出結論。

縱向研究

在縱向研究（longitudinal design）中，我們是在不同的時間點蒐集資料。相對地，這種研究花費較高，所以在醫療照護調查研究進行時比較少見，而常見於討論下一步做些什麼時的部份（Kobasa, 1985）。縱向研究可以建立變數間時序的關係，也就是找出哪個變數先於另一個變數。範例 4.2 指出了一個縱向研究中意想不到的發現。值得注意的是，即使變數間時序的關係已經建立，但其間的因果關係仍需有合理論證才能確定。

範例 4.2 意外的發現

我們以風溼性關節炎的縱向研究繼續探討習得之無助感與慢性病之間的關係。我們在三年半間，每六個月對樣本做一次問卷調查。如同我們對癲癇患者（例 4.1）所做的假設，我們認為也關節炎愈嚴重會造成愈強烈的無助感。在每隔六個月對關節炎嚴重度及無助感做評估後，我們可以得到時序上的關係。

☞53 在起初兩次所得的結果中，我們發現了一個令人意外的有趣現象。和我們的假設相反地，在第一次觀察到的關節炎嚴重度並不能預測第二次度量的無助感程度。在這樣的結果給了我們一個很大的提示。關節炎的嚴重度是以其關節的疼痛和功能來度量的，而無助感會使病人在疼痛時活動的意願降底，這會更顯得病人的嚴重度增加，我們的報告指向病人在無助的情況下愈來愈少活動。不論在第一次或第二次，無助感和病情嚴重度都是相關的，如果我們只做橫向分析，我們很可能會做出關節炎的嚴重性會導致無助感。但在縱向研究中，我們可以得到更多有關兩者間潛在因果關係的資訊。在我們對於因果關係確立時所需的三要素中，橫向研究只能確定預測因子和標準是共變的，而縱向研究則可以評估他們的發生時序。至於第三要點－沒有其他更合理的解釋，總是需要經過邏輯辨證。

前瞻性研究

前瞻性研究（prospective design）可以在相關性研究中提供最強的因果判定。我們在標準前度量預測因子，是因果判定最需要的。但是，研究不可預期的或少見的事件時，進行前瞻性研究會很困難而且花費相當高。例如在習得之無助感的研究中，需要極大量的樣本在慢性疾病發生之前對他們進行信念和憂鬱程度的度量。如果風溼性關節炎在四十歲時，每一百人中有一人會發生，那麼我們需要至少 10,000 個年紀在四十歲以下的樣本，才能在他們都四十歲時有 100 個風溼性關節炎的病人做研究。除非這個假設有很強的證據支持，不然很難為這樣昂貴的冒險做擔保。在進行前瞻性研究前需要更多可靠的標準事件。

兩個有疑點的研究設計

接下來要談的是科學研究中兩個有問題的例子，它們主要的缺點在於內在效度太弱了，亦即因果關係的推論不足。 54 ☜ Campbell 和 Stanly（1963）把這兩個例子放進教科書的實驗性與類實驗性研究中，用來描述這些因素對效度的負面影響。我們並不是說這些因素沒有沒有適用的時候，在某些特定的情況下它們可能是最好用的。不過大多數的時候，我們可以加入一些操控做更精準真實的修正，我們將在之後的章節討論。

單一族群前後試驗

這是一種常用的處置研究（treatment design），在治療介入前我們先做一次觀察和度量，之後再做一次。如果我們用”O”來表示觀察，”X”表示治療介入，那麼這種研究可以圖示成：

$$O_1 \; X \; O_2$$

我們所觀察到的變化看似可以歸因於 X，但事實上對於為何 O 第二次度量的結果與第一次不同，卻有許多競爭性的假設。我們提出五種可能影響效度的因素。(1) 在兩次觀察之間，除了治療介入外，還可能發生其他的事件而造成 O 的改變，一種可能的假設即是**實驗歷程**。當兩次觀察的間隔時間愈長時，愈有可能發生。(2) 在兩次觀察時，受試者本身的生理或心理狀態也許在正常的時況下就會有所改變，我們稱之為**成熟**（maturation）。這樣的改變對一個人而言不算什麼，但卻可能影響度量的結果。

也有一些變化是研究本身所造成的。(3) 兩次的**試驗**可能會增加受試者對研究的親和度與了解度，而做出比較符合我們預期的反應，這樣的試驗假設在任何會以研究對象進行重覆試驗的研究都會出現。(4) 如果我們在第二次試驗時的度量標準出現了微小的誤差，那麼觀察到的改變就可能是**儀器性**的。即使我們測量的工具相同，也有可能在進行的過程中有差異：訪談變得更親切，受試者就會提供更詳細的資料；而觀察者的敏感度可能會隨觀察時間變高或變低。

(5) 有些變異則是來自**統計回歸**（statistical regression），當測量儀器所得的數值無法解讀時，會將不可靠或極端的數值回歸至平均值。當我們選擇數值落在很高或很低的受試者時，這樣的謬誤是很容易發生的，當他們在再次受試時數值會顯得更接近。例如，如果我們選擇高血壓的族群來做篩檢及試驗，對他們施以飲食控制，結果數值因為回歸的緣故而趨近平均值，我們就可能會做出飲食控制可以降低血壓的替代解釋。

靜態族群的比較

在這個研究中，我們把受過 X 曝露的族群和對照組做比較。要注意的是，研究人員並沒有刻意地施加或控制 X，也沒有隨機指派受試者到哪一個族群，僅僅是把兩個已存在的族群拿來做比較，如同體重監控者（Weight Watchers）把他們減輕的重量和其他族群做比較。我們用一條線代表族沒有隨機指派，那麼這個研究可能圖示成：

$$\frac{X\ O_1}{O_2}$$

在這個研究中有兩個因素會影響內在效度。**選擇**（selection）指的是受試者和對照組之間的不同。選擇在其他方面與體重監控者沒有不同的族群會很困難。體重監控可能是一種有效的療法，但問題是，這些參加體重控制者的動機就可以解釋其體重減輕的原因。另一個因素是**耗損率**（mortality），受試者損失的人數在實驗組和控制組並不相同。也許有人並不是因爲體重減輕而離開體重監控者，但卻留下了減重成功的假相數值與控制組相比。

類實驗性研究設計

類實驗性研究對於前實驗性研究中內在效度的缺點做
☞56 了許多的修正和控制。實驗設計的隨機性對於因果關係的推論是比較有利的，在下一節我們會舉出例子。不過，特別是健康調查研究，研究人員經常無法控制參與試驗的研究對象，因此無法隨機指派置各組。不論是選擇適當的對照組，或是利用多重度量，類實驗性研究增加了試驗的可信度，無論治療或介入是否造成結果測量值的改變。類實驗性研究有很多種，在 Campbell 和 Stantley(1963)以及 Cook 和 Campbell（1979）的書中有更詳細的介紹。

非同質性對照組

類實驗性研究中最常見的即是非同質性對照組（nonequivalent control group）的先置和後續試驗。創造一個或找一個本身具有特色的族群，當作實驗組，而另一個相的族群作爲對照組。（關於對照組的選擇請參看第五章。）

$$\frac{O_1 X O_3}{O_2 \quad O_4}$$

對照組的存在以及預先測量可以消除一些影響內在效度的因素以排除許多其他可能的推論。實驗歷程、成熟、試驗、儀器以及前置度量所造成的極端值會同樣地出現在實驗組和對照組，這些因素對度量結果的影響，同時造成實驗組和對照組的改變。因此，其餘的差異可以說是由實驗處理所造成的，而非上述其他的因素。但是選擇和消耗率所造成的影響仍然存在。

非同質性對照組這個詞告訴我們，如果沒有經過隨機分配，我們不能確定這兩個組是對等的。族群裡的成員不是有差異地選取就是有差異地被去除。前置試驗就意圖確定實驗將度量的項目在兩組間具有同等地位。要注意的是，即使是非同質性對照組也會比用單一群族做前後試驗效果來得好。樣本選取的方式愈一致以及前置試驗時實驗組和對照組的一致性愈高，我們就愈能控制選擇和耗損率的影響。 57☜

多重對照組／介入後試驗

僅管前置試驗很重要，但有時在倫理或現實的考量下並不容易進行。範例 4.3 中描述一個影響健康之無法控制的突發事件，研究人員當然無法在事件發生之前取得度量資料，於是選取多個對照組來做比較：

X	O_1
	O_2
	O_3
	O_4

因爲四個族群都在同一時間接受試驗，所以實驗歷程、成熟、試驗、儀器和統計回歸等誤差都不會出現，如同所有的非同質性對照組研究，影響此研究設計之效度的最大因素是選擇和耗損率。研究人員特別選擇一些族群來檢驗不同的選擇誤差，也蒐集受試者的背景資料及（社會）特性來推斷可能的族群差異。由於問題的本質與基本的限制，此研究設計能直接處理影響內在效度的重要因素。

範例 4.3　僧及選擇偏誤

Baum、Gatchel 和 Schaeffer(1983)以三哩島(Three Mile Island, TMI ）的核能意外事件評估一個強有力的壓力源對心理健康的影響。明顯地，此事件並無法做任何的前置試驗動作。同樣地，因為倫理道德的緣故，如此強大的壓力源研究並不能以隨機分配法來研究。為了要控制選擇與環境的問題，Baum 等人選擇了三個比較組：(a ）住在一個沒有發生過意外之核能電廠附近的人，(b ）住在火力發電廠附近的人，(c ）住在任何一種發電廠 20 哩之外的人。這樣的選擇是假設，即使沒有發生這樣的意外事件，選擇住在 TMI 附近的人，他們所做測量的得分可能就與別處的人不同。第一個比較組是一群也選擇住在核能電廠附近的人。第二個比較組是住在任何型式之發電廠附近的人。第三個比較組以提供並未住在任何型式之發電廠附近的樣本，測試選擇假說。因為採樣區都在美國的東北方，在社經地位方面也是可以相比較的。

進行了一系列的自陳報告、行為表現與生理度量之後發現，在三哩島事件之後的一年到一年半，居民回報許多生理症狀、焦慮、憂鬱以及精神錯亂；他們在需要專心的事務上表現得較差；他們也出現了較高度的交感神經症狀。這三個控制組並沒有不同。為了排除其他的選擇因子，測試了各組關於背景資料的變數：像是年齡、婚姻狀況、性別、教育程度和收入。這些變數與結果數值並不相關，而這種缺乏相關性的事實暗示了這些變數並無法解釋此研究結果。在一個類實驗研究中，要盡你所能去做好每一個研究調查，使研究處理本身，而不是其他因子導致各組間的差異。

時間順序

在一個時間順序（time series）的設計中，在介入或治療之前與之後都要進行多項度量與觀察。基本的時間順序設計就如以下圖示：

$$0_1\ 0_2\ 0_3\ 0_4\ X\ 0_5\ 0_6\ 0_7\ 0_8$$

時間順序的設計在物理學中較爲常見，爲測前測後的設計（如前述，一次只能用一種方法）提供了大幅進步的可能。因爲使用了多項度量，可以排除不可能的競爭假設對許多內在效度的威脅。實驗歷程是最大的挑戰，因爲一些不相關事件的發生，可能會偶然地與介入或是治療變化相符合。甚至天氣的改變或季節的轉移都可能造成變化，因為時間順序是隨著自然推移的。這些外部的因子可以解釋所觀察到的改變，但卻無法由此設計排除這樣的可能性，所以必須依靠特殊的環境、研究主題與方法來做評估。成熟度，試驗，測量工具和統計回歸等因素和競爭假設不同，因為任何其可能造成的影響，都應該會在度量的不同時間點上發生，而不只是在介入的那個時候才造成影響。選擇與耗損率的效應並不適用在對相同的一群人，在不同時間點的測量上。由此來說，參與者也可算是他們自己的控制組。

☞ 59

關一個中斷之時間順序設計的典型範例，牽涉了 1955 年康乃迪克州對超速行車強力管制的分析（Campbell, 1969）。在特別嚴格管制的隔年，出現了很高的死亡率。在管制的那一年中，致死率有 12.3%的下降，從決策者及一般大眾的角度看來，這個政策是很成功的。但是若將下降程度放在管制前後幾年的資料來看時，應該更審慎的評估。因為管制的前一年是死亡率特別高的一年，所以應該要做一個向平均值回歸的步驟。仔細檢查這些數據，意外數目的降低，其他年份來比較，其效應事實上並無不同。後續的資料指出，在管制之後，就沒有再出現前幾年降低後又增加的現象了。所以有證據顯示，管制具有正面效果。

單一主體／單一系統之設計

事實上這是一種時間順序設計之特例。在單一主體（single-subject）設計中，要測量個體回應的時間。這種設計在治療實驗研究中十分常見，特別是行爲的介入。這種研究設計也可以用於評估其他種類的治療實驗上（像是物理治療）。有關此設計更深入的資料可以參考 Kratochwill（1978）和 Bloom and Fisher（1982）的著作。在單一主體設計中，任何組織或系統也可以視爲一個主體或案例。

在這種設計中，在治療或介入前的基礎期（baseline）通常標示爲"A"，而治療時期標示爲"B"，然後接下來的就依照字母順序。在每一個基礎期和介入期，都要重複地觀察。在逆轉研究（reversal design）中，治療是暫時的，其假設，當治療停止時就會回到基礎期的狀況。繼續觀察，如此一來，研究就可表示爲 ABA 或是 ABAB 的型態。

Kolko 和 Rickard-Figueroa（1985）研究了電視遊樂器可以減少化療的副作用。把一個 ABAB 型式之設計加諸於三個男性病患身上。在研究中，電視遊樂器用來分散病患的注意力。在這三個病患的觀察中，電視遊樂器減少了預期的症狀，但當遊戲停止時，這些症狀又回復了。觀察到行爲上的沮喪及回報之化療副作用都減少了。基礎期與介入期的重複，提供了一個有力的論點，改變來自於治療介入而非其他因子。 60 ☜

有時候，回復到基礎狀態不太可行。如果治療有效，就實用性及道德面來說，回復到原先的狀況是沒有意義的。舉例來說，如果你使用壓力減輕法來治療一個有嚴重頭痛的人，在治療過程中，發作的頻率與嚴重性都有顯著地降低，你應該不會停止這樣的治療來看他的頭痛問題會不會回復。再者，許多治療是可以自我維持（self-sustain）的，也就無法輕易停止。如果爲了研究目的而希望停止壓力減輕法，但是這個病患很可能可以自己維持這種治療法。許多單一主體的設計是只用 AB 的型式。如果治療無效或是只出現一點點效果，臨床醫師會想要嘗試其他方式，也不會想回到基礎狀態。使用三種不同的治療法將是 ABCD 的型態。在 AB 和 ABCD 的設計中，不同治療條件都要重複觀察以評估其影響。

實驗性研究設計

實驗性研究設計（experimental design）有兩種基本特質：(1) 實驗者控制其治療及介入，包括何時，如何，及對誰施用；(2) 研究參與者是隨機分派（randomly assigned）至治療組或控制組。隨機分派的目的是爲了兩組的等質性（equivalency）及排除選擇對內在效度的可能威脅。假設研究開始時，參與者的差異隨機分佈，就不會在某一組變得顯著。參與者的數目越多，這樣的假設在統計上的效度就越大。雖然隨機分派並不能確保開始時兩組的等質性，但卻是達到等質性最好的方式。因爲控制組和前置測試有助於控制對效度的威脅，隨機實驗本身就包括了這兩項控制，並突顯 A 導致 B 的證據充分，所以隨機實驗的內在效度是最高的。

隨機指分派和隨機採樣的原則相同，我們將在第五章再詳細地討論。在隨機分派時，所有研究參與者被分派到實驗組或控制組的機會相等。隨機分派並不能牽涉到實驗者或研究對象本身的評斷，也不能牽涉到選擇。最好的方式是做決定時，引用隨機的方式，像是投擲銅板來決定參與者是要分派在控制組或實驗組，或是使用亂數表來確認參與成員（第一、第五位等等）應分派在那一組。有些像是交替指定法（alternating assignment）；或是把早上來的病患分成同一組，把下午來的分在同一組，這些方法必須要小心細查以避免產生任何系統偏誤（systemic bias）。早上來的病患可能在某些方面與下午來的病患不同，就可能會影響了結果。

雖然隨機分派讓我們假定了不同組別的人具有同質性的，就那些可能影響結果的變數來說，還可以使用其他的步驟來確認等質性，像是團體隨機指定（block random assignment）。在醫護機構中，病患的狀況及治療常常是分成這些團體的重要變數。舉例來說，化療嘔吐治療中，我們知道不同的化療法會造成發生嘔吐的頻率不同。因爲嘔吐是一個主要的依變數，與此項目不合的治療組會很糟糕。因此在不同的化療法中，我們採用一系列的隨機分派法，以確保控制組及治療組內會有相同數目接受不同之化療法的病患。相同地，在乳房自我檢查研究中，我們知道對停經及初潮前的婦女來說，乳房自我檢查的步驟會有些不同。因此，把停經狀態當成一個團體變數，並隨機地指定到不同的分組變數中。

隨機分派的優點將在兩種常見的控制組設計中詳述。本章的最後一個部分要討論因子設計（factorial design），可以檢測治療法的合併使用是否會造成不同的影響，就是說效果是否比個別效果的加總還好，這種情形稱爲交互作用（interaction）。

☞62 測後控制組設計

在測後控制組設計（posttest-only control design）中，研究對象隨機分派至兩組中。其中一組接受介入法或治療，而另一組沒有。只在實驗或治療組暴露過後才進行測量及觀察。

$$\begin{array}{lll} R & X & 0_1 \\ R & & 0_2 \end{array}$$

這樣的設計可以看成是先前討論過關於有問題的範例－靜態群組比較，加上簡單的隨機分派。這樣的設計事實變成一個值得採用的實驗設計，也顯示了隨機分派的能力。兩組的同質性現在因爲隨機的緣故，可以假設爲相等的。因此，可以排除選擇對效度的威脅。但是在隨機和測量之間的時間差，使耗損率可能成爲問題，就是參與者可能會在受測前就離開研究了。經過的時間越長，這樣的問題就會越大。

一般說來，控制組的出現可以將其他威脅效度的因素減到最低：實驗歷程、成熟度、度量、儀器工具和回歸。應該要注意的是，雖然我們的設計是要測試因子 X 的出現與否，但事實上是要測試因子 X 之出現與控制組參與者所經歷的差異。

測前測後控制組設計

這種設計改善了先前的設計，因其在引入治療法之前加入了觀察。隨機分派也可以在初始觀察後進行，但要注意不要被先前的觀察所影響。要注意實驗組中使用隨機分派的重要性。

$$\begin{array}{llll} R & 0_1 & X & 0_3 \\ R & 0_2 & & 0_4 \end{array}$$

這種研究設計可能被視爲加入了隨機分派的非同質性控制組設計。使用了隨機分派就可以假設其同質性。前置測試爲同質性提供深入的檢查。這對小樣本的研究特別重要。這種研究嘗試控制所有對內在效度的威脅。但應該要繼續觀察各組不同的耗損率，在第五章選擇樣本中有更深入的討論。 63 ☜

因子設計

到目前爲止所討論的實驗設計都只牽涉了一個因子。通常我們所感興趣的是一個以上的變數或介入的影響。完全交叉因子設計（fully crossed factorial design）用在調查一個以上的變數之獨立與合併的影響。最簡單的設計是一個 2 X 2 的因子。範例 4.4 描述了一個在乳房自我檢查的因子設計。可以見到的是，在 2 X 2 的因子設計是要測試這個別兩個因子的出現與否，而得到四個儲存格：只被某一個因子影響，只被另一個因子影響，同時受兩個因子影響，完全不受這兩個因子影響。因子設計之儲存格（cell）數目與個別因子的層數有關，因此 2X2X2 設計會有八個儲存格，而 4X3X2 設計有 24 個儲存格。當其中一個因子的層數或因子的數目增加時，所須研究對象的數目、花費與精力將大幅地增加。所以，應避免四個或以上的獨立變數之因子設計，因爲是很麻煩很花錢的，而且還有其他更有效的方法可以操控這麼多的獨立變數。

範例 4.4　乳房自我檢查之 2X2 因子設計

在第一次的乳房自我檢查研究中，我們所感興趣的是提示者（reminder）對乳房自我檢驗頻率的影響（Grady, 1984）。我們需要測試兩種提示者系統：外在提示（用明信片來提醒），與自我提示（用月曆或貼紙來提醒）。雖然這可能可以測試個別之介入方式與控制組的關係，但我們覺得合併使用會有不同的效果，是一種個別影響之簡單加乘的效果。舉例來說，如果自我提示非常的有效，那麼再加入外在提示可能沒有什麼差別。換句話說，兩種提示一起使用可以比只用其中一種之成效來得彰顯。因此我們採用了 2X2 因子設計，如下所述：

	沒有明信片	有明信片
沒有自我提示		
有自我提示		

64 ☜

當研究中牽涉了一個以上的變項，就必須決定要不要做完全交叉設計。有時這樣的設計或許會做出不太適用、不符合邏輯、不存在或是不道德的儲存格。舉例來說，在病患控制力的研究中，我們開始設想的「控制」包括兩個因子：資訊與治療法的選擇。當我們考慮交叉因子而出現的四個儲存格時，出現一個「沒有資訊」的儲存格使我們很傷腦筋。因爲其中有些潛在性的倫理問題，面對完全沒有資訊的狀況，如何能要求病患選擇治療法。所以我們不相信這種狀況能提供有意義結果。爲了我們的研究目的，我們只考慮其他三個儲存格，就當成是單獨因子一部分。

摘要

本章討論了三種設計法：相關法、類實驗法、實驗法。這三種方法都是為了評估內在效度，就是要推導出各變數的因果關係。相關性研究的優點是提供了多變數關係的研究，但其內在效度卻不高。其中討論了橫向、縱向與前瞻性研究的設計。對內在效度的威脅主要來自於兩個有問題的研究設計：單一族群前後試驗和靜態族群比較。七種對效度的威脅：實驗歷程、成熟度、試驗、工具儀器、統計回歸、選擇與耗損率。類實驗性設計嘗試控制對效度的威脅，適用於無法隨機分派的時機。內容描述並評估了非同質性控制組，加上以測後、時間順序、及單一主體／單一系統設計之多重控制組。在實驗設計中，實驗者控制了治療或是介入，並隨機分派參與者至不同的組別。也討論隨機分派的方法。實驗性☞65設計對效度威脅的控制力在測後控制組設計及測前測後控制組設計中都有提到。基本因子設計可以研究一個以上的獨立變數。

習題

1. 有一份調查報告指出，研究人員發現低膽固醇飲食與較少的心臟病有關。若合理地推測：飲食導致心臟病。要如何應用縱向與前瞻性研究設計來證明你的推測？
2. 醫護專業學生在第一次見到嚴重受傷或是面目全非的病患時會昏倒或是不舒服。因此有一種錄影帶減低他們的敏感度並減少這種狀況。爲了評估這種介入法，在錄影帶播放之前與之後，讓學生接受一個態度測驗。調查問卷也會發給臨床指導者，評估看過錄影帶的學生與這類病患的互動關係如何。

   由以下對效度威脅的項目，討論並評估的此研究設計：實驗歷程、成熟度、試驗、工具儀器、統計回歸、選擇、與耗損率。如何改良這個設計？
3. 「研究人員聲稱心碎是致命的」是報紙上的頭條新聞，是說嚴重的心理創傷會導致心臟衰竭。這樣的發現來自於六個具有昏倒與心跳不規則之症狀，但並無心臟損傷或疾病之証據的心臟病人的研究。這六個病人都曾經歷過嚴重的心理創傷。這研究也顯示心臟狀況可能對某些藥物有正面的反應，像是 β-阻斷藥物。

   試著批評這個研究並設計一個校正研究來測試這個假設：心碎是致命的，與一個類實驗及實驗性研究來檢測 β-阻斷藥物的影響。

5

選取樣本

任何研究計劃的目的都是要去發現或測試兩個或以上的變數間的關係，並測定何種情況下能夠持續這樣的關係。要如何將特殊事件或研究中的對象普遍化（generalize）是很重要的。這樣的發現對每個人（或是大多數的人），都是真的嗎？這對所有的關節炎病患、青少年、女性，或是手部傷殘的人都真的嗎？只在1987年某星期三到某特定診所的50名病患身上所得到的資料，對一個研究來說是不完整的。樣本只是與普遍化相關的一個因素而已。你操控的性質，研究在何時何地進行，還有你的程序的每一個步驟都與普遍化相關。然而，就研究環境之普遍化的能力來說，樣本的選取具有決定性，也就是決定研究的外在效度（external validity）。

66 ☜

複雜的取樣方法可以大幅簡少普遍化所需的研究對象。事實上，政治民意測驗專家能夠提出有效的論點來選取一些「重點選區」(key precincts)，與幾百人面談，然後在幾千個投票人投票之前預測大選的結果。科學取樣若要到達這樣的準確度，就要先了解一些基本的原則，以便可以在適度的支出之下利用電話做調查。在小型的研究計劃和臨床研究中，這種取樣法並不一定可行。這些基本的原則是很容易取得的，任何違反原則的仍可以適度地接受，但其外在效度是當然要減低的了。

在本章中，我們將回顧一些取樣的重要問題：如何決定目標族群和設定篩檢項目、確定適當的控制組、族群中的取樣方法、選擇樣本大小、回應率及耗損率、及招募的倫理問題。

定義感興趣的族羣

有些問題需要指定樣本。與化療法相關的問題應該要問有化療經驗的病患。與慢性病適應有關的問題需要請教慢性病患族群。想知道人們是否使用安全帶，應請教車上備有安全帶的族群。和預防有關的問題可能須要一般的樣本族群。不管你須要的族群人口有什麼特性，你都希望得到一個族群能代表你有興趣的研究分組。但無論什麼方法，都不能出現系統性的偏誤。舉例來說，有化療經驗的病患應包括男性與

☞ 67

女性，所有的年齡層，和各種的治療法。如果你的樣本只來自 30 到 40 歲接受 cysplatinum 療程的女性，那你得到的樣本是高度篩選過族群，但並無法代表癌症化療族群的病患。

醫護機構與研究方法也會限制族群人口。在第二章討論過，特定的醫護環境可能只有某些特定的族群。例如，急診室裡大多數是比較窮的人。各種不同的工作環境中，某一種類的人比較多，男多於女，或是某一教育或訓練的層次。一般說來，任何特定的環境都已經在某種程度上對族群做了預選（preselected）。重要的是要知道族群人口預選的方式，以及這可能對你的假設或重要的自變數和依變數有什麼影響。

篩檢標準

你應該發現可能的主題並不只具有你所感興趣的特性而已。還有其他的因素，像是性別、年齡、社經地位、婚姻狀況和教育程度。可能還有除了你感興趣之特性的其他疾病或狀況（如，共發疾病 comorbidity）。其中可能有一些特別的特性與你的研究十分相關。舉例來說，在是否做乳房自我檢查的研究中，假設月經週期中的女性與不願意做乳房自我檢查有相關。

當你要限制族群人口時，社經地位是重要的考量因素。例如說，在受傷與失去工作的研究中，你可能只要一個有正職工作而且是 65 歲以下的族群人口。健康狀況的因子可能對這樣的研究有其重要性，因爲疾病或是其他狀況可能導致失去工作或是使受傷的可能性提升。因此你應該找沒有其他疾病的人。這些特性都是你的篩檢項目。

☞68 在篩檢時，還有倫理的問題要注意。人們應該要能夠而且同意參與研究。有些人屬於有倫理問題風險的類別：未成年者、罪犯、心理障礙或是在收容所或住院治療的人。當這些類別是包含在要研究的族群人口中時，要特別注意他們是否確定被告知而且同意了。這些問題在本章稍後會詳細討論。這裡的重點是，要先知道所研究的族群人口中是否具有倫理風險。

在決定篩檢特徵時，你要評斷某些主觀特徵研究的重要性。你要評斷哪些特徵會干擾或分散主要的問題，然後決定如何篩檢。還要評斷哪些是重要的，哪些是感興趣的研究問題，然後利用這些將你的族群人口分層。可能還有一些有趣的問題（像是年齡、性別、或每年看幾次醫生），而你可能只想要收集這些資料來分析，不希望其影響你的取樣。還有一些你可能覺得與你的研究沒有關係而可以忽視之（像是信仰、政治態度等）。這些你所忽視的元素叫錯誤變異（error variance）。錯誤變異越多，找到其中的關係就越難。要決定什麼該忽視是基本概念，一個研究人員的問題可能就是另一個研究人員的錯誤變異。

有時決定要忽視什麼特徵是很困難的，需要很多技術或醫學的背景知識。舉例來說，在治療的研究中，小樣本數可能需要選擇一個集合的依據：診斷、疾病程度，或是醫療介入的型式。這就需要一位醫師，或一群醫師的評斷來決定何種診斷可以分為同一類的。在手術後恢復的研究中，要決定哪些手術可以忽視，而或哪些手術可以評斷成同一類。當複雜的評斷已經決定時，記錄詳細的資訊並在資料收集之後檢查原先的假設，再去完成集合（aggregation）的部分。

決定適當的對照組

在隨機的實驗設計中，來自單一族群的樣本會被隨機分派至實驗組（treatment）或控制組（control）。這時候並不需要特別決定適當的控制組。在類實驗性的研究設計中，控制組通常被選爲測試與實驗假設競爭最大的假設。在第四章關於靠近三哩島居民的研究中，就選了三組的控制組（Baum, Gatchel, and Schaeffer, 1983）。這實驗的假設是，三哩島核能電廠的部分熔毀帶給附近居民壓力，可以用分數顯示，分成心理、認知及生理三部分的測試。因爲這是個測後研究設計，所以需要比較組（comparison group）（控制組的一種替代），來比較測試所得的分數有無不同。如果三哩島居民得到很高的分數，競爭假設可能是：居住在美國東北地區的居民也差不多是那樣的分數，也可能是住在核能電廠附近就會影響分數的高低，或者是住在發電廠附近就會有相同的影響。他們以控制組來排除這些競爭假設。

69 ☜

控制組通常在不同的變數上和實驗組配對，因爲這些變數可能影響到依變數的測量。爲了要找出這些影響，控制組要盡可能的與實驗組一致，以排除任何可能影響結果的因素。有一個推論的假定是，其他的變數沒有什麼關係，至少不會造成系統性的影響。這些特別用來配對的變數和控制組，反應了研究人員的理論導向。不同的領域對競爭假設的可信度不同，也可能會忽視不同的變數。與醫療導向相關的假設可能比較關心其他可以更進一步解釋結果的生理或生物因子；而與社會或行爲導向較相關的假設可能比較關心其他社會或行爲的解釋。無論如何，沒有被選到的變數可以作爲結果發現的另一種解釋。範例 5.1 描述了這種爭論。

範例 5.1　控制組控制些什麼？

心理學家 Dr. Mary Parlee（1981, p.639）發表了當跨學科的研究團隊一起決定一個「適當」的控制組時，會發生什麼事：一年多以前，我參與一個由生物醫學及社會學專家組成的會議，討論關於老化（aging）的研究。這個團體的一項特別的任務是要推薦一組適當的女性控制組，補充一個廿年來只有男性受試者參與之縱向的老化研究上。在這研究中，男性受試者為高智能、高教育程度、高度專業且成功，並在許多心理及生理的分類項目下，似乎都有很好的老化過程。該選取怎樣的女性來比較彼此的老化差異呢？社會科學家和生物醫學專家最初分別會面並確認控制組。對社會科學家來說，選取為樣本的女性應該也是要高智能、高教育程度、高度專業而且成功的。如果想要比較男女性的老化，合理的方向應該是希望兩組在與老化有關的社會標準是可以配對的（當然越相似越好）。如果從這個觀點來看，個人生理上的差異在概念上來說，相對的就不是那麼的重要。但是生物醫學專家覺得加入這個研究的女性，應該是已經在研究中的男性之姐妹。這樣會使兩組的生理相

☞ 70

似性提到最高，使老化研究中的男性與女性處在一個相對之「已控制」的情況之下。

取樣

當目標族群或是取樣架構已經確定，包括任何必要的控制組（也就是從目標族群中先選出的樣本）。詳細的取樣討論已超過我們的範圍。Fowler（1984）在這個系列中—社會研究應用方法（Applied Social Research Methods）—提供了範圍更廣的取樣程序。樣本的取得有許多種方式。我們將從三個主要的分類來討論：隨機取樣、便利的取樣與自願者。

隨機取樣

隨機取樣，就是指在族群人口中的每個人都有相等的機率被選取。也就是說，選取其中的一個人並不會影響到選擇其他的人。隨機的選出一個樣本可以更清楚地表現出這個族群的特色。這樣也可以保持客觀性，並控制任何可能的研究人員之偏誤。正如隨機地分配到實驗組與控制組的情況（在第四章討論過），隨機取樣最好的實行方式是，所有程序採行隨機方法。即使是一個看起來沒有偏誤的方法也可能將偏誤帶進取樣過程，而漸漸地破壞樣本的代表性。舉例來說，打開檔案櫃並選取一些檔案可能看起來是隨機的，但是事實上你可能拿到的是第一個或是最後一個檔案夾。

如果你有完整的目標族群名單，選擇一個隨機樣本可以

☞71 是簡單的單一步驟（one-step）；如果你不是從個人而是從某些單位（像是住宅單位或是電話號碼）開始做起，就會是多步驟的程序了。我們只討論從名單上來取樣。原則是一樣的。當族群名單是可以取得的，把名單上的每個人編號。使用從統計教科書或電腦取得之亂數表，來確認族群中的哪些成員將成為樣本。舉例來說，如果你想讓一群專業團體中的成員接受問卷調查，你就必須從名冊目錄開始。如果名冊還沒有編號，就需要先編號。然後使用亂數表，取得亂數序上的成員，再對他們做問卷調查。

對分層隨機取樣（stratified random sample）來說，也是用相同的程序在每一個已分層次的次族群上。例如在專業團體的研究中，你可以將 Ph.D.與 M.S.程度的樣本分開到不同的層次。你就要做兩組的編號，然後做兩次以上的程序。

取樣的適當性，倚賴於所用名單範圍的廣度。大多數的名單會遺漏掉一些人。例如，任何專業團體的名冊並不包括沒有參加這個團體的專業人士。電話簿中也排除了沒有電話或是不想刊登電話號碼的人。這些被排除在外的人士可能與包括在內的人，有些系統上的差異。這對評估名單的完整性來說，是很重要的。

便利的取樣

在研究中，這種取樣方式比完全隨機取樣常用。要確認整個我們所感興趣的族群，是真的很困難。例如，你想要研究接受過化學治療的人，你大概不可能取得世界上每個做過化療的人的名單。你可能可以取得一間醫院或某幾間醫院接受過化療的病患名單。你當然希望這群人具有足夠的代表性，以期能代表其他地方接受化療的人。檢視這家醫院「預選」之方式（這在第 2 章討論過了）。如果這是一間市郊的醫院，你會希望有一些市區的病患，或是取得兩三家包括這兩種型態的醫院。

72 ☜

大學生、特殊職業團體、婦女團體成員、義診病患、特定工廠的裝配線工人—以上這些還有其他的團體都是比較方便的族群。因爲他們對你來說比較容易取得。你可能並不是很想知道大學生的健康行爲，但是想知道一般大眾的健康行爲，而對你來說接近大學生是比較容易的。你並不只是想知道張醫師或艾醫師的慢性病患的適應情形而已。在乳房自我檢查的研究中，我們對某婦女團體的成員是否常做乳房自我檢查並不感興趣，而是因爲該婦女團體是一個方便取樣的團體，所以招募她們比較容易。我們的假設是說，這些便利的族群具有足夠的代表性以代表更大的族群，或是具有可了解，可解釋的系統性差異。這是一個很大的假設，但卻是健康研究中非常必要的一個。

便利的族群取樣可以是隨機或是自願的。如果說每一個成員可以確認，那麼可以用上述之隨機取樣程序。如果不是每一個成員都可以確認出來，或是成員數量很大，那麼就可以用自願者（如下所述）。如果成員數很少，那最好每個個案都用了。（參見範例 5.2）

範例 5.2　追蹤每個個案

在鋇劑 X 光攝影的研究中，我們必須設計一個精巧的模式來得到參與者的樣本。我們只用了一家醫院，而這種檢查也並不是很常做。所以理論上我們必須追蹤每一個案例。我們介入的時機是在檢查之前提供準備的選擇。因為醫師在這個病人此次的門診時，預約這個檢查項目並提出準備檢查的指令，我們必須在醫師決定進行檢查，在指示下達前立即介入。為了達到最大的控制效果，我們希望由我們的護士來準備檢查。

我們讓雇用的護理科學生都帶上呼叫器。他們在附近的圖書館念書，我們付給他們每小時一點工資。當醫師決定要開這個檢查的處方給病人，便呼叫護生，那他們就趕到醫院召集病人進行研究並為檢查作準備。這些護生每一次被呼叫，都有額外的獎勵。

☞73

因為 X 光部門記錄了所有的資料，我們可以在事後察看有沒有遺漏任何病例。每週檢查一次，評估哪裡出了差錯。如果有醫師一直忘了呼叫我們，就應該和他談談。幾週之後，我們幾乎記錄了所有的病例。我們繼續監測 X 光檢查的名單，以確定沒有任何系統上的漏失。

自願者

就某種程度來說，自願者幾乎是所有取樣選擇中的一部份。除非你是用檔案資料或是非干擾性的觀察，參與者本身都還是要出於自願地加入研究。自願者是樣本選取的主要方法之一，雖然常用在樣本數很大，而且可能的參與者無法以任何系統方法來確認，那麼唯一加入研究的方法就是自願了。招募自願者的方法有大眾傳播（廣播、電視、海報、傳單等）、直接請求（面談、電話等），或是請人介紹。

前來加入研究的自願者一定是因為某些動機所驅使，而你大概都不知道是為什麼。如果你評估的是一個很大的計劃而靠自願者提供資料，那麼你得到的意見不是很贊成就是很反對。如果你提供了免費的實驗室測試，那招募到的人可能就是本來已經知道這個測試的人，或是並沒有能力負擔該測試的人。如果你提供飲食諮詢，那自願來的人可能是特別需要這樣的服務而且比隨機取樣來的人更容易有回應。一般說來，具有強烈動機的自願者可能是由於過去的經驗，或是覺得自己可能有罹患某種疾病的風險，或是比較重視健康或比較願意為自己的健康負責的人（參見 Rosenthal & Rosnow, 1969 對自願者與非自願者的差異有比較深入的討論）。最初的乳房自我檢查研究，是依賴轉介而來的病患自願者，該研究並顯示出自願者與非自願者的系統性差異（範例 5.3）。

範例 5.3　誰自願加入乳房自我檢查的研究？

為了要招募受過訓練的婦女加入研究，一所醫院開辦了免費的乳房自我檢查課程，提供病患兩次練習的機會（n=1590），由負責的醫師在信函上簽字並在預約時間之一週前送達。要在預約時詢問病患是否有意接受此這個課程。有意願者的名單直接送到計劃中，並通知上課

☞74

的時間。有64%的病患有回應，其中8%的人不適於我們的篩檢項目，29%的人表示感興趣，27%的人表示不願意。最後加入教學課程的人只有表示有興趣的人之一半，然後幾乎上過課的人都自願加入了研究。

因為回應率很低，我們決定研究100個拒絕的人，並隨機取樣，得到他們目前乳房自我檢查的狀況、家族性癌症、健康相關的態度與人口統計特性。最後發現加入研究者和拒絕者有一些不同點：加入研究者比較少有乳房自我檢查的經驗、比較多的家族性癌症，而且到健康中心的病史較長。加入研究者在做乳房自我檢查時對自己做的是否正確比較沒有信心，比較相信乳癌治療是有效的，對乳房自我檢查比較不害怕或是害羞，並認同自己是對健康負責的人（內在健康控制座），相信醫師在健康結果中扮演重要的角色（權威他人之健康控制座）。參加者與拒絕者在許多人口統計項目上（如，年齡、教育程度、擁有子女數）並無太大的不同，對乳癌的認知程度也無太大的差異，也同樣覺得自己容易得到癌症，或是覺得命運、運氣，或是機會控制了健康結果（機會健康控制座）。我們的結論是，這些女性病患決定是否參與課程的根據是很理性的。一般說來，他們自我選擇是否需要這樣的資訊、風險以及相關的信念。（參見Grady et al., 1983對本研究影響自願者之因素有完整的報告）

樣本大小

「我的研究需要多少樣本數？」這是個很常見的問題。就外在效度而言，樣本數之大小端賴其代表性是否足夠。如果使用了隨機取樣的方法而且錯誤變異很低，一個比較小的樣本數就可以代表目標族群了。我們很難說便利的樣本是否具有足夠的代表性，而自願者的代表性也不可靠，需要大一點的樣本數以期能任何發現能普遍化。就現實面來說，很多研究中，花費及可行性的問題限制研究對象的數目。

研究人員通常憂心所擁有的研究對象數目太少。同樣重要的是，你應該要知道你可能取樣太多！如果對象太少的話，你就無法發現現實世界中真正存在的關係。對象太多時，就可能披露過度的關連性，而實際上它們的存在並沒有太大的意義。樣本大小的重要性可以清楚地由統計的檢驗圖表中看到。當自由度（就是樣本大小）增加，那麼宣稱有顯著意義的有效數值就降低了。舉例來說，如果你只有 10 個樣本，你需要 Pearson 相關值 0.58 以得到 0.05 的統計顯著性。但是當你有 100 個樣本時，只要 0.02 就達到統計顯著了。就臨床或實際顯著性來說，評估統計的顯著性是很重要的。在已知的變數之下，0.02 的相關性是否有意義？如果沒有，你可能需要採用比較嚴格的標準來達到統計的顯著性，或是分派某個你認為有實際顯著性的數值。

75 ☜

通常我們會建議使用統計檢力分析（statistical power analyses）來決定樣本數大小，但實際上卻很少用。一本關於檢力分析的書是 1977 年 Cohen 所著，為各種主要統計方法提供了檢力對照表。檢力分析考慮到期望有效數值、測量值的變異和採用的顯著標準。在期望效力小和測量值變異大（如血壓值）的情況下，則需要大一點的樣本數才能達到一般的 0.05 顯著性標準（參見 Cooper, 1984 與 M.W. Lipsey, 1988 這個系列對效力大小有精彩的討論）。

可以使用一些與統計檢驗所需的樣本數相關的經驗法則。在卡方檢定中，每個儲存格必須要有 5 個個案數。在多重回歸（multiple regression）中，需要有變數的 20 倍以上的個案數；最小也要有預測因子數目 4 到 5 倍以上的個案數（Tabachnik & Fidell, 1983）。就因子分析（factor analysis）來說，也應該要有比因子還要多的個案數。100 到 200 個個案數對大多數的研究目的來說是足夠的，特別是當研究對象的同質性高，而變數不是很多的時候（Tabachnik & Fidell, 1983, p. 379）。

反應率／耗損率

在研究中，人們的回應以及繼續留在研究中的意願，徹底地影響了樣本的品質。回應率就是同意留在研究中的人數除以研究接觸過的人數。耗損率和死亡數是用來描述退出研究的人。當你很小心地確認族群人口並採取隨機取樣方式，如果回應率低而耗損率高的話，最後的樣本將無法代表所選的族群，更無法普遍化至整個族群人口中。你的隨機樣本損失的越多，得到的結果會與採用自願者方式的結果越相似。

怎樣才是合理的回應率？越是小心地篩選樣本，得到的回應率會越高。就像前面所說的，高回應率需要維持隨機樣本的完整性。寄出對象之郵件回應，或是便利取樣參與者的直接回應至少應達到 50%。而我們並無法確定由一般廣告來源（像是海報）招募的回應率，因爲無法確認所有看過或是接受參與要求之總人口數。

回應率對外在效度之影響的決定性因素並不是人們回應的百分比，而在於系統性的偏誤是否影響了回應。任何你可以收集到有關回應者與不回應者之差異的資訊，應該可以幫助你評估是否有系統性的偏誤。比較回應者與全體人口的社會統計學資料也是可行的。仔細調查不回應者是否有區域性的群集，或是某種疾病類型，或是其他任何可能暴露偏誤的特性。在研究報告中應該包括回應率的資料和可能的偏誤。

研究的耗損率與研究時間長短、最初樣本的自我篩選，和繼續參與所需要的付出（回應負擔），還有一些無法控制的因素像是族群人口的活動力等有關係。具有高度動機的族群人口和合理的回應負擔，可能的耗損率每年只有 10%。和回應率一樣，耗損率的主要問題在於是否有系統性的偏誤。因爲參與者一開始就在研究中，你應該要有許多資料來評估是否有任何偏誤存在。重要的是，要檢視完成研究的參與者與中途放棄者的差異來源。要決定耗損率的可能影響，「最壞的情形」可以被測試，只要將那些中途放棄者的反應視爲和預期相反的。

☞77 招募的倫理問題

當招募者進入研究時，倫理問題就變得很重要了。在選擇並設計你的研究主題時，你應該先考慮任何可能對參與者造成負面影響的因素。你要避免採取可能對研究對象造成傷害的方法。然而就在你真正面對可能的參與者，並向他們說明這個研究時，紛亂的倫理問題就會逐漸變得顯著。

保護人類研究對象不僅只是個人的、道德的問題。在美國健康與人類服務部門（The United Stated Department of Health and Human Service）定有規範，所有接受聯邦補助及合約的研究都必須遵守。所有接受聯邦補助的大學都有研究審查委員（Institutional Review Boards, IRBs），來審核研究的倫理問題。所有的機構都有審核同意書的程序，不只是要保護參與者，也可以保護研究者本身因參與者受傷害而需擔負的責任。除此之外，很多專業機構都公佈了指導方針（American Psychology Association, 1982）。

最重要與最常見之保障參與者的型式，是簽署告知同意書。雖然有時候型式不是那麼重要，因爲其同意是「暗示性」的，但不管在任何的情況下，最好還是要有書面式的同意書。明智的做法是，不管需要與否，都將你的同意書與研究程序先讓 IRB 或是其他的委員會審核過。在設計和界定一個研究的興奮中，威脅告知同意書之微妙因子可能會悄悄出現，影響已經參與計劃的人。

同意書之要素

應該要讓可能的參與者知道一些資訊，以確定他們能真的決定是否要加入研究計劃。他們應該被告知研究的目的。這樣的說法可以是很平常的。他們應該要知道研究的要求，像是研究要做多久，和期待他們做些什麼事。這些陳述要很詳細（這些在範例 5.4 有詳述）。

最後，可能的參與者應該要知道的是研究過程中的可能風險，包括了生理、心理和社會上的傷害。生理性的傷害是可以解釋的，但是應該要廣泛地包括生理壓力或是可能的長期傷害效應。心理性的傷害包括心理壓力，可能來自接觸到恐懼、失敗、害怕、對性別認同的威脅，或是情緒上驚嚇之圖像或事件（Cook, 1976）。社會傷害包括了可能使參與者受到大眾的嘲笑或是任何可能使他的地位或名聲受到威脅的事件。 78 ☜

同意書應該要有詳細的資訊而且是自願簽署的。要清楚地聲明所有人都可以自由決定要不要參加，在研究最初與最後，以及在整個研究過程中都是如此。即使中途放棄者可能破壞整個研究，研究對象的自我決定權是第一要務而且必須受到保護。

維持參與者的私密性及減少心理及社會傷害的要件是機密性（confidentiality）。絕對的機密是很難擔保的，尤其在縱向研究計劃中需要後續的接觸。可以採取一些步驟儘可能確保參與者的私密性。（1）知道參與者姓名的人越少越好。在乳房自我檢查的研究中，只有研究助理需要做後續的接觸，所以計畫負責人不需要知道參與者的姓名。(2)在研究中應該越早分派身分編號越好。所有的資料應該要用代號數字來稱呼，而不是姓名。(3)在橫向單一的研究中，並不需要收集參與者的姓名。(4)研究對象可以使用他們自己的代號數字，而在縱向研究中，也不需要收集姓名。簡單地使用一組六到八位數字，他們可以自己編號而不會輕易地被其他人認出。舉例來說，用研究對象的出生月份、社會安全號碼的其中兩位數字，或是家裡電話號碼的末兩位，或是他母親的出生年份等。

範例 5.4　告知同意書的樣本

目的	醫護研究計畫想要知道的是，如何幫助手術後之病患恢復。
需求，取樣	加入此研究的人需經兩次面談：手術之前一星期及之後一星期。每次面談約要一個小時，內容包括先前的經驗與對醫護的信念，生理及心理健康，和一般背景資料的問題。第一次面談之後，他們將會知道一些有關手術的資料。
風險， 自我決定權	雖然你可能會發現大多數的資料對你有幫助，但是有些詳情會讓你覺得不舒服。如果你反對這些資料的任何一個部分，或是任何面談的問題，你可以拒聽或拒絕做任何的回答。你可以在任何時候退出。研究期間若有任何問題，研究小組會回答你。
機密性	研究的大部分，建檔資料將使用號碼而不是姓

☞ 79

名。記錄著號碼與姓名對照的名單會保存在上鎖的檔案裡。有關計畫的報告將以團體結果作討論而不會提出個人。

保障　　你的決定不會影響你在這所醫院所得到的醫療照護之品質。

同意　　我瞭解上述醫護研究計畫之解釋。我自願同意加入這個研究。

____

簽名

同意書的威脅因子

有很多可能會威脅告知同意書的因子，像是資料的需求或是自願同意的規定。我們要專注在兩項最常見且最嚴重的問題：欺騙與強迫。欲知更完整的討論，參見 Kimmel 在 1988 的著作。

對資料告知最主要的威脅是欺騙。欺騙有許多不同的型式。在觀察研究，或是評估一個正在進行的計畫時，常發生研究對象本身並不知情或不同意的狀況。在非干擾性觀察、維持匿名（並不知道研究對象的姓名），且個人的經驗並沒有任何改變的情況下，可能不需要告知同意書。然而，大多數的時候，個人應該要知道他們是研究對象，並且要取得他們的告知同意書。

常見的欺騙型式是誤導研究方向，而沒有給予真實的研究目的。如果你正在進行一項實驗，你可能不想讓研究對象 80

完全了解所有的實驗狀況。但是他們應該至少要知道有許多不同的實驗條件及研究的大概目的。舉例來說，你可能不想說「我們正在進行一個減低壓力的研究。實驗有三個分組：生物迴饋組、團體治療組和控制組。你們將被隨機地分派到其中的一組。」你可以這樣說，「我們正在進行一個減低壓力的研究。你們可能不會想知道所有的假設。」也就是說，你可以概略地告知研究對象有關研究的目的。當你判斷，爲了保持研究的完整性而須要有些模糊的時候，重要的是要總結性地解釋研究的真正目的，這通常稱爲任務報告（debriefing）。

任務報告在告知有關研究目的之假資訊時，顯得更爲重要。因爲有些研究如果在參與者都被告知細節的情況之下便無法進行。在這樣的情況下，研究人員應該編出一套「封面故事」。舉例來說，一個關於醫護團隊之種族研究可以說成是團隊決策之研究。這樣的欺騙應該不能在抬面上進行而需要其他的替代程序。就像是某個研究人員所說的：

> 我們認為，只告知一部分事實之消極欺騙，與告知的都不是真實的積極欺騙，其道德界限是很小的…但這會為我們的處境製造更多的干擾，就是違反了參與者原本的假設：他們可以完全相信研究人員所說的話。（Cook, 1976, p. 213）

如果研究人員也是一位醫護專業人員，吹噓可信度的可能性就更低了。

對自願同意的主要威脅是強迫。就像欺騙一樣，強迫可能很微妙，也可能很顯著。一個研究人員可能處在要求別人參與的位置，舉例來說，一個老闆，或是父母，或是機構組織的首長（如，監獄或醫院）。即使研究人員並沒有權利要求可能的參與者同意，但他們可能就感受到這樣的權威，並覺得沒有回絕的能力。病患可能憂心他們所受到的醫療照護與他們同意參加有關。某些研究人員的外在控制總是會施加在可能的參與者身上，而嚴重地影響了一個人的自由意志。一定要特別確保病患有拒絕的權利。

其他型式的強迫有提供獎勵，或是強誘他們使其無法拒絕。金錢或無法負擔的醫療照護可能對窮人有很大的吸引力。對大多數人來說，社會認可是一個很強的誘因。其中暗示著，他們的合作與否關係著其社會地位與名聲，這是一種在倫理學上值得懷疑的誘導型式。病患可能特別想討好他們的醫護專業人員。在醫院中獲得標準程序的治療應該和參加研究與否沒有關係的。而以上這些例子並不是說完全不能給予參與者獎勵。研究人員必須小心有些族群特別容易受到誘導，要先注意一下他們的自由選擇權是否受到保護。

最後一個至少應該提議下的威脅是，人們無法了解所告知的訊息，因為內容太過專業，或對一般大眾來說，所表達的言語程度太高。多音節的字眼、長句子、法律術語（有時出現在機構的責任義務條款中）等，所有這些東西會讓告知同意書很難了解。應該檢查文件之最後版本的閱讀難度，是否適於可能的參與者之閱讀程度，並請他們陳述內容以確定其了解。

醫護機構中的特別議題

除了上述有關告知同意書的一般議題外，還有一些會發生在醫護機構中的問題。我們要簡單的討論以下三項：病患做決定的能力、提供者與病患關係的性質和控制組無法受益的倫理問題。

病患，特別是不舒服的病患，可能會降低他們決定參與研究的能力。他們可能病了，或因爲吃藥，或是拼命地找尋治癒的方法。如果他們做決定的能力有任何妥協的成份時，就不適合詢問他們是否要加入研究。

提供者與病患之間的關係是有特權的存在的，而且是一☞82種不平等的權力。提供者在取得病患同意之前，無權公開病患的資料，包括姓名等。因此，醫師控制了接近病患的方式，並幫助回收資料。關於研究的第一封信函應由醫師發出。就像上面提到的，實際上可能存在的，或想像的的強迫型式會威脅到告知同意書的有效性。重要的是，當病患決定是否要參與時，要使其了解，研究和臨床的醫療照護是兩碼子事。如果研究者就是提供者，要做出這樣的分界是更爲重要的。這是不容易的。對研究人員及臨床角色的困惑會引出其他的倫理問題。受試者會假設，向研究人員提出的問題會傳達給醫師。重點是要讓他們知道，研究資料是保密的，有關健康的問題，他們必須直接向他們的醫師報告。

在研究中常見的倫理問題是，一般的研究對控制組是沒有任何利益的。然而，這是研究醫療照護特別緊急的問題。重要的是，要分別標準醫護的優點與實驗治療之假設利益不同。控制組的醫護絕對不能低於一般的標準。如果他們不參與研究，他們也可以得到這樣的待遇。另一方面，爲了決定此治療法的效果，所以會對實驗治療的假設利益持保留的態度。如果你相信實驗治療法是有益的（即使在進行研究前），在研究之後應該爲控制組提供這樣的治療。

摘要

複雜的樣本選取法可以大幅降低需要的樣本數，使其普及的族群可以更大。要決定所感興趣的族群、建立篩檢項目及標明適當的控制組。本章所討論到的取樣方法有隨機取樣法、便利的取樣和自願者樣本。樣本數大小取決於所施行的統計檢定之強度，其本身也受所預期的樣本大小、方法的變化性，以及所採用的顯著標準等影響。研究中的回應率和耗損率會大大的影響樣本的性質。同時也討論了倫理學方面的問題。回顧告知同意書的要素及其威脅，還有特別的醫護機構之問題。83 ☜

習題

1. 就以下的假設，決定所感興趣的族群、篩檢項目和取樣的方法：

   A. 壓力引起風溼性關節炎爆發。

   B. 小孩在看牙醫時有父母親的陪伴，比較不會沮喪。

   C. 強制使用安全帶的規定增加安全帶的使用率。

2. 針對每一個研究對象寫一份適合的告知同意書。確認任何可能發生的特殊倫理問題及其處理方法。

6

選擇度量方法並使用現存之資料

度量方法（measurement）是科學研究的心臟；度量方法使研究得以科學化。度量方法的缺點是研究失敗的最主要原因。沒有好的度量方法，即使有理由充分的推論，研究結果也沒有任何的助益。從另一面來說，以良好的度量工具，在一個定義完全的族群收集資料，就能獲得這族群的實際特性。資料的確存在，無論研究人員是否了解資料所代表的意義。有時候研究人員在之後的日子，或是另一個研究人員處理另一個問題時，也許能匯集未解釋的研究結果，以之前未考慮之解釋將它們連貫在一起。資料，是推論沼澤中的鵝卵石和磐石。

84☜

選擇度量方法

每個在設計中的構想都必須被度量。如果你要比較健康和生病的人群，你定義的「健康」是什麼？你會如何收集這些資訊？如果你想了解健康教育計畫，對良好教育的人比較有吸引力，你如何度量教育程度？這些變數稱之爲自變數（或獨立變數）或可預測變數（predictor variables）。在健康研究中，它們通常包括社會人口統計（年齡、性別、種族、收入和其他）、病史、以及其他直接和研究問題相關的因子。用標準和明確的方式，去度量社會人口統計變數，越接近標準越好，因爲這將使你的研究和其他正在進行的研究具有可比較性。

變數有時候看來似乎十分容易度量，但卻常有意料不到的問題產生。即使非常普遍的語言，對不同的人還是會有不同的意義。舉個例子，在我們的 BSE 研究中，我們希望了解之前 BSE 的教學和人們是否遵從 BSE 有所關聯。所以，在☞85我們訪談中詢問「你之前是否學過 BSE？（如果答"是的"）是誰教的？」大部分的女性回答他們曾經學過；然而，我們卻發現，她們是從小冊子或是醫生那兒學來的，其中並強調「你就像我這樣，每個月做一次。」我們十分驚訝地發現，我們和許多回應者對「學過」有相當不同的定義。即使他們回答「是的」，他們曾經學過，他們指的是手上有一本手冊或是建議他做 BSE 的評論。當然，其他的回應者所說的即是我們所意指的「學過」——一個系統化並重點化的學程。

研究的最終結果，也就是依變數（或非獨立變數）或標準變數（criterion variables），看來似乎容易度量，但在實際情形下，卻變得十分困難。何謂體重下降？思考這個非常明顯的從屬度量。你採取什麼方法度量？磅數的減少對一個350 磅和 180 磅的人來說相當不同。而採取體重的百分率，也會混淆了體重和體型。肌肉比脂肪來的重。有些研究人員使用排水法，將研究對象沉浸在水中，以決定脂肪／肌肉比。有些複雜的方程式，比只用磅數的度量更靈敏。（見第八章，有進一步有關度量體重的討論。）

在醫護研究中，自變數和依變數可以相互替代。即使在同一個研究中，單變數可設計爲一組因子的結果，而其又是另一個結果的預測因子。「控制變因」的名稱來自其在設計中所處的位置。

度量和研究問題的配對

在醫護研究中，有一些特別的議題涉及度量與研究問題、族群和設計的配對。常見的問題是要決定所要的結果爲何。研究也許會設計成改變受試者的行爲，但是我們有興趣的結果是健康狀態的改變。最簡單的例子是減重計畫。減重計畫把焦點放在一些行爲變化，像是卡路里的計算（calorie-counting）或是採用更慢的進食速率，或改變認知與情感，像是一個人如何評估飢餓產生的疼痛或憂鬱的反應。教學或治療的整體目的是達成減重。從訓練過程中，其實還有另一個結果，即是「卡路里計算」：參與卡路里計算 86☜

的研究對象，也就參與了行為的改變：

卡路里計算教學	卡路里計算	減重
治療	→ 行為的結果	→ 健康狀態的結果

在這個例子中，我們對治療在行為改變的效應並沒有興趣。而一旦發現卡路里計算教學和確實會去做卡路里的計算並不相關時，這令我們十分驚訝，而建議做進一步教學方法的研究。同樣地，我們也許會震驚於，知道如何計算卡路里和卡路里攝取確實減少，都與減重不相關。在這個例子中，最實際也最有趣的研究問題，是接受教育組的體重是否真的減少了。但是行為的參與度，應該也要被測量，做為「操作檢查」（manipulation check），以確認治療能導致行為改變，行為改變本身和減重有關，而不是某些其他的因子。

在 BSE 研究中，則是有不同的判斷。我們做同樣簡化的設計，也是有兩個結果：

BSE 教學	BSE 實行	乳癌偵測
治療	→ 行為的結果	→ 健康狀態的結果

建議做 BSE 的理由是因為能早期偵測乳癌。然而乳癌的偵測，卻有一些結果度量上的問題。偵測到乳癌的事件相當不常見，以致於樣本只有 10／1000 的機率，或是必須延長研究期間，以累積足夠的病例。更重要的是，乳癌只有在活體切片檢測的基礎上才能確診，而無法以觸診鑑別，不管是 BSE 或臨床的乳房檢查都是。BSE 只能發現隆塊，變厚或

是乳房變化。這些大部分都不是乳癌，只有很少數才是。正確 BSE 的結果應該是偵測到這些變化，而非乳癌確診。直接偵測度量乳癌，即使是爲了研究的緣故仍是不恰當的。同時，有關 BSE 遵從性的研究問題，因其連結了治療和行爲，就成爲首要的課題。

配對度量和研究族群

87 ☜

選擇度量，必定要謹慎地考慮研究族群。最重要的議題之一便是回應負擔（respondent burden）。這些回應者／研究對象是否能提供我們需要的所有的資訊？貪婪地收集所有你想要得到的資料是很常見的事。研究人員建立一份問卷得花一個小時或更多的時間，而訪談也常因此持續數小時。在某些案例中，這樣的要求是合理的。但在其他的就不一定了。過多的負荷不僅不體貼，也會影響資料的品質。回應者也許會覺得反感並略過問題，或給予無意義的答案。研究對象的反感或厭惡，會使態度或情緒得分產生偏誤。最嚴重的，他們會完全拒絕作答或退出研究。不適當的重荷會導致無可承受的損耗，而破壞整個研究。

要如何決定擔負是合理的？這最少要考慮兩個因子：動機（motivation）和能力（ability）。研究人員必須判斷參與者對研究本身的興趣有多大。這些研究活動也許對參與者來說就相當地有趣，或是潛在的價值相當高。如果內在價值並不高，也許就應該爲參與者的時間或辛勞提供補償。然而對大多數的參與者來說，提供訊息只是爲了對科學或醫療照護有所俾益。在評估動機時，了解這些可能的參與者有過多少次接觸其他研究計畫的經驗是很重要的。患有罕見或特殊疾病的人，也許已經儘可能地抽空參與各種調查。大學附設醫院的病患也許在過去已參與許多研究計畫。這些經驗也許影響他們待在你研究中的意願，或回應的能力，因爲他們已經超過負荷了。

影響能力主要的因子是健康。對關節炎患者，你不能期待他們好好地用筆完成問答題式的長篇問卷。當選擇度量工具時，應該仔細考慮病人族群的健康狀態。在風濕性關節炎的研究中，我們要求病人每六個月完成郵寄問卷，持續三年。我們預先編好所有可能的答案，讓病人在每個問題上勾選合適的答案即可。除此之外，我們曾諮詢部門裡一位風濕性關節炎患者，我們的研究團隊成員具有處理這類病患的臨床經驗，這些都是爲了減少回應擔負。

☞ 88

教育程度，特別是閱讀程度，是一個會影響所有度量的能力因子，包括所有的教學。每一份手寫資料和談話，像是談訪的草稿，都應該評估其閱讀程度。有簡單的標準方法可以做到（Dale & Chall, 1948；National Cancer Institute, 1979）。舉例來說，SMOG 規則就考慮句子的長度和超過兩音節字的出現頻率。其他方法甚至還考慮某些字的困難度。對一般的成人聽眾，不應該超過八年級的程度。

配對度量和設計

牽涉到這項配對的議題，類似於產生問題，然後引發討論。研究設計指出度量方法是否能獲得自變數、依變數或控制變數。一般來說，控制變數的度量，不需像其他變數如此地詳細或靈敏。最重要的問題，看來似乎很簡單「你想要知道什麼？你要度量他們的健康狀態、他們的行爲、他們的心理狀態或認知反應，亦或環境？」這些令人迷惑的簡單問題，只有你和你的研究團隊能夠回答。在決定研究問題之前的辯論十分重要，研究必須對清楚地了解從屬度量爲何。描繪出一個設計模型以指出你想知道的是什麼，這會是一個使你想法更具體化的有用練習。

舉例來說，在 BSE 研究中，主要的從屬度量（dependent measure）是健康行爲（BSE 的實行）。另一個從屬度量是健康狀態（發現任何乳房變化）。之前的研究推測，參與者的某些態度和看法也許和 BSE 的實行頻率有關。文獻也指出社會人口統計因子（如，年齡、教育）影響了 BSE 的實行，而這類社會人口統計因子（如，年齡）也正是乳癌的危險因子。我們想要使用這些社會人口統計因子，在某些分析中作爲預測因子。而在其他分析中作爲控制變數，和其他的社會狀態項目及環境條件放在一塊。所採用的是縱向的（longitudinal）前瞻性（prospective）的設計，我們需要在幾個點上以相同的主題來收集資料。我們草擬了基礎期、研究期間和後續追縱期要收集的各種資料。在實驗的尾聲，再加入操作檢查有關任何可能威脅效度的資料。我們，因此有了我們想知道什麼的列表，如表 6.1。 89 ☜

表 6-1 在 BSE 研究資料收集的主題

第 1 期 基礎期	第 2 期 研究期	第 3 期 後續追縱期
過去健康行爲	健康行爲	健康行爲
健康狀態	健康狀態	健康狀態
態度和信念		態度和看法
社會人口統計		社會人口統計
環境		環境
		操作檢查
		效度威脅

度量類型

如何選擇資料，是下一個要解決的問題。在下面的章節，我們將重新探討那些主要度量才是比較有用的。我們以現存資料開始，因爲這些資料也許可以利用，不但能節省時間，也能幫助你判斷其他你所需要的。然後我們再重新檢討自陳報告和他人報告，這是收集社會和行爲資料最常見的方法。觀察法和生理度量會在後面討論。在每個度量法裡，我們舉出該方法的應用範例，以得到四類主要的結果：行爲、認知和情感、社會狀態和環境。舉例來說，當你已決定所要的結果是認知和情感，你可以粗略地讀過其他章節，然後重新檢視你可用來收集認知和情感資料的各種方法。另一方面來說，如果你決定以問卷調查做為你主要度量的方法，你就可以了解你能收集到何種類型的資料。表 6-2 列出健康相關度量的一些例子，我們將予以討論。

表 6-2 健康相關度量的範例 90 ☜

	如何知道			
要知道什麼	現存資料	自己-他人的報告	觀察	生理度量
認知與影響	因憂鬱而就診 要求止痛藥物治療而就診	焦慮 憂鬱 接受社會援助	憂傷／焦慮	心跳 血壓
健康行為	醫護之使用 失業	遵從 機能性	藥丸數 「服藥時間」	「追蹤標記」 使用藥物
健康狀態	病例 體重 心臟病發次數 住院次數 腫瘤登記	疼痛視覺類比表 調查不舒服的程度	疼痛／機能性 活動性	實驗室檢驗 疾病活動
環境	地址 家境	生活壓力 社會網路 社會環境	家訪 觀察醫護機構	

考慮以數種方法度量單一概念是相當重要的。如第一章序言所討論的，每一個方法都有天生的缺點。使用兩種或更多之缺點不同的方法，可以讓你的結果更具可信度。三角度量法(triangulation of methods)(見 Jick, 1979；Wallston, 1983; Wallston&Grady, 1985)提供類似或互補的結果，為反映出「真實世界」的發現提供更具說服力的範例。然而，當結果並不 91 ☜

一致時，問題就出現了。你會相信那個結果？你相信心跳速率的增加，這推測研究對象正處於焦慮，那麼你如何看待表現低焦慮度的自陳報告？當你嘗試評估疼痛，你會接受病人報告的極度疼痛，或觀察到止痛治療之低劑量？這些選擇決定於資料的品質，以及某種程度來說，你自己的理論方向。

在一個有關方法的章節裡，我們將再次探討有關資料品質的基本問題。主要的考慮是信賴度（reliability）和效度（validity）。信賴度意指度量工具之一致性。效度所關心的是否測量到想要測量的東西。許多因子關聯到度量的特性和所提供的方式，兩者能影響信賴度和效度。在我們的醫護研究中，我們的討論將觸及信賴度和效度。

使用現存資料

許多類型的資料是已經收集並儲存在醫院或臨床記錄、病例、保險索賠表、雇用記錄、腫瘤登記和其他像是衛生部門之類的地方。發掘已存在的記錄來協助你的研究是相當值得的。這類的記錄也許可以幫助你了解如第二章所述之機構環境，或如第五章所述之樣本。這些記錄也許提供了一個重要的方法以分類你的族群（一個獨立變數），或一個意外的結果度量（非獨立變數）。然而，在你決定將它們另作他用之前，這些資料一定要仔細的再檢查。

資料品質

評估現存資料的信賴度和效度，有賴於重建資料收集時的狀態。資料是否在同樣或類似的環境下一致地記錄下來？資料是由同一個人，或相同抑或是類似角色的人記錄的嗎？ 92 ☜ 他們所度量的是你所想要的有效度量嗎？

評估現存資料時，所問的最重要問題是「爲什麼會收集這些自料？」如果是因爲一個機構組織之中心目標或需要而收集，可能就更值得信賴。舉例來說，醫院的收費記錄就值得信賴。因爲醫院必須爲服務而收費，所以會依實記錄。資料可能由同一個人或是具有相同訓練或背景的人來記錄。他們也有一些內部的檢查和平衡，因爲其他像是病人、保險公司和（或）查帳員會做再次的檢查。然而，這些資料的效度，也因爲它們被收集的原因而有所限制。對醫院和服務的表現來說，這些是每日的有效指標。若以該資料之效度作爲健康狀態的指標，則需要經過跳躍思考，了解到醫院政策、醫師的差異、保險給付的取得和住院後生活安排等都會影響住院過程。的確，在我們的外科研究中，發現醫院的收費和護士評估的病人罹病程度有關。疾病資料常常會有所遺失，而在醫院收費的情況下常有完整的資料可利用。

在醫療照護機構所收集的資料大多數是爲了財務或臨床治療的理由。如上所述，財務資料可能最具信賴度，但效度卻非常狹窄。臨床資料具有信賴度和效度兩方面的問題；這所指的是該資料的一致性和意義都可能有問題。它們通常涉及更多的主觀判斷，也許還有更多不一致的記錄。臨床健康專業的判斷、病人的能力和互相合作，甚至醫療機構一天所記錄的病患數，都會影響其信賴度。做為一個健康專業人員應該體認到，在機構環境中遺失資料是非常常見的問題。

範例 6-1　病例：「我們有…但是…」

☞93

一位研究人員正在填寫一份計畫提案，其中包括要求取得某些病人的人口統計學特徵。她與臨床醫師連絡，要求准許觀察在等待室的病人，記錄他們的年齡、性別、種族和其他項目等，或以簡單的問卷收集這類的資訊。「不，不，我們有這些東西。」臨床醫師提出建議。她在一個檔案櫃裡東翻西找，並得意洋洋地抓出一份厚厚的資料表。「看到沒？這是初診病歷記錄。」我們一開始就收集所有的資料。就在這兒。」她說。指出有關性別、年齡、種族、收入，住居地的問題，診斷以來的時間和一些健康問題。「這樣夠了嗎？」她問道。「非常棒！」研究人員答，並開始想像可以省下不少的時間。能利用病歷表取樣，或可以將全部的病歷瀏覽過，以總合所有的重要資訊。「所以，收齊這些記錄表，我要的資訊就能馬上編碼。」研究人員大聲地自言自語。「不，不，大部分病人的資料都沒有填寫完全，」醫師解釋著。「我們沒有那樣的時間。」

這就是為什麼我們可以清楚地看到，以臨床判斷和病歷記錄的資料屬於「軟性的」，但檢驗結果和 X 光也有信賴度和效度的問題。社會或行為科學家是圈外人，也許太快就會判定這些資料是「硬性的」。實驗室檢驗牽涉到「假陽性反應」和「假陰性反應」的錯誤率，因而需要詮釋，有時候需要非常複雜的解釋。解讀 X 光片也是一種非常複雜的認知技巧，需要深入的訓練和經驗。另外，許多因素可能也會影響 X 光的品質。舉例來說，乳房 X 光攝影的品質決定於機器的種類、機器的維護、底片的品質和技術員的技、乳房的密度、病人的合作性，最後還有訓練、經驗和 X 光檢驗師的詮釋技巧。每日經歷這些步驟的臨床人員和技術員，深深知道這些因素對信賴度和效度的威脅。現存的臨床資料，無論多「硬」或多「軟」，對一個圈外的社會或行爲科學家來說，絕對不可以不採納熟練專業人員認定的信賴度和效度。

像是生命統計等公衛資料也容易出現誤差，即使它們是爲了某種研究目的或計畫而收集的。死亡記錄，也許看來相當絕對，也的確是死亡的有效指標，但是死因記錄也許會受到許多因素的影響。照護的醫師也許並不知情或猜錯。造成死亡的直接原因（如肺炎）也許會比導致此致命原因更嚴重的疾病（如，肺癌）還常被記錄爲死因。經驗法則也能用來陳述死因。舉例來說，如果女性已擁有乳癌並死於癌症，那乳癌會被認爲是癌症的原發位置，而判爲死因。不論乳癌是否爲四年前發現的，而且骨癌才是致死的原因。另一個影響死亡記錄的是社會期盼（social desirability）。有些死因，像是 AIDS 或自殺，對家屬來說是很難堪的，而比較親切的家庭醫師也許就記下一個比較符合社會期盼的死因。長期以來，肺結核一直被視爲貧窮和衛生不良的疾病。在廿世紀初期，官方記錄的肺結核死亡率和其總發生率也許就嚴重地低

94 ☜

估。

估計疾病的盛行率真的就只是估計而已。即使在美國大多數州，癌症並不是值得報導的疾病，仍有 14 個州進行統計估算並收集資料（Levy, 1985）。墮胎率在 1973 年在美國使其合法之前都無法得到，可能還是有某部分的數據仍未報導出來。自殺的判定相當複雜，牽涉到該家庭的未來，也許是情緒上和經濟上的，還會影響到人壽保險的給付。必須要小心地注意這一類會影響資料的社會、經濟和文化的偏誤，因爲它們看起來相當地「官方」、完整和正確。

取得資料的難題

公衛資料當然是公開的，而且做爲任何一個公民，都有同樣的管道去取得。圖書館內可能有人口普查和國家健康統計中心等國內資料。地區和州立健康部門也許會發表定期報告，這可能是學習什麼資料可以作利用的最佳來源。然而，私人的健康資料屬於收集它的組織或機構，像是醫院、診所、保險公司和雇主等。他們可能有許多不想和研究人員分享資料的理由。此外，臨床醫師和病人的關係十分私密，專業的規範也許限制你取得病人的記錄。即使由名字知道那位病人和醫生有約也是相當敏感的議題，因爲病人並沒有放棄個人的基本權利，也沒有同意參與你的研究。這些和相關的倫理議題已經在第五章討論過了。

☞95 你可以做一些事以增加取得記錄的可能。（1）極端地挑選你想要的資訊。想要經由流覽病人記錄或其他臨床檔案以

「獲得一些感覺」確實相當吸引人。但是要堅拒這種誘惑。應該多花些時間在列出對研究有幫助的資訊種類上，並且和臨床人員討論有關這類資料的可取得性、信賴度和效度。(2)爲每項資訊類別提出需要它的理由。如果你完成這些準備工作，你應該非常清楚你爲什麼需要這種資料，並且，若需要對專人解釋的話，也可提出合理的說明文件。(3)建立資料收集的方法，以保護病人的隱私，像是利用身分代碼來取代名字。將臨床記錄轉換到研究資料時，不能在倫理議題上施加太多的壓力。資料應該和病人的識別資料應盡快且完全地區別開來。(4)利用一個平常就接觸到這類記錄的專業人員來收集資料或消除識別資料。舉例來說，接待員能記錄看診的取消率；主導減重計畫的臨床營養師，能刪除姓名並以識別代碼標示，只保留一份主要的識別名單。

嘗試轉換現存資料以供研究

有時候，手邊就有爲了其他目或其他人（也許是你）收集的資料，那個時候就不需研究問題，也無須尋找相關的現存資料。這種方法被稱爲「有了資料，可以去旅行了。」(Martin, 1982）但要小心！它不像看起來那麼容易。這裡可能會有十分嚴重的信賴度問題。也許會許多不完整的資料。他們也許不是以非常適當的資料分析法收集的。可能所詢的問題也不對。重建資料收集時的狀態，是非常困難的（這是你研究計畫的方法論部分)。底線是後續研究，但其缺乏真正的研究控制。最好將現存資料視爲一個研究計畫的開始，而非結束。

有些事能改善這種處境。第一，當資料已被收集，試著發現所做的每件事，包括誰收集它、如何、何時和爲什麼。第二，決定如何募集「研究對象」。第三，建立問題。別只顧著分析資料，希望有趣的發現會自己浮現，而且你會注意到。第四，收集更多的資料。舉例來說，如果你有減重計畫的臨床資料，設計一項追縱研究。這些步驟沒有一個能使現在資料成爲理想的研究計畫，但是它們將幫助你發展一個非常好的試驗性研究，或還不錯的臨床評估。

☞ 96

有關認知和感性的現存資料

這個範圍擁的現存資料最少，而且可能十分罕見。也許醫師在病歷中指出病人憂鬱或易怒。也許是有憂鬱症或其他情感失調的入院記錄。然而，許多事物可能，會影響臨床醫師是否會做記錄，或是開出的入院許可。此外，也許有一些資訊可以解釋爲與認知或情感有關的。舉例來說，Langer、Janis 和 Wolfer（1975）以對止痛藥的要求，評估病患對手術的心理反應。然而，撇開真正的疼痛不談，要求止痛的的行爲，暗示著許多事物的，像是對藥物治療的禁絕（stoicism）或信念。

有關行為的現存資料

在醫院、診所的記錄，或是在各種的門診裡幾種形式的病人行爲反應了：服務的利用、履行預約、遵從藥物治療和其他形式的治療。從事故報告、保險公司記錄能指出安全帶的使用與否。健康俱樂部擁有使用記錄。藥房持續地記錄追縱藥物治療。揭開這些資料，並決定如何使他們適用於你的研究計畫是一個具有創造性的過程。我們提供兩個範例。 97☜

利用

服務的使用，可以從機構或病人的觀點來分析。機構也許想要知道那項服務被應用、頻率有多高，以幫助未來的計畫。利用率的深入探討，對完成「需求評估」是十分重要的。令人驚訝的是，社會和行爲研究人員有多麼忽略這種有用的資訊形式。

範例 6-2　需求評估：指出他們真正要的是什麼

在一所龐大的大學健康服務部，一位新任的健康教育專家被雇用來傳授一些健康教育計畫，以回應學生、教職員和工作人員的需求。自然而然地，她以「需求評估」作為開始。她設計並分發問卷給每一個團體，詢問他們使用那項服務，而那些新的又是他們喜歡的。當她的第一個團體，教職員，只有 *8%*的問卷回收率，她向繪圖設計師求助，準備更具吸引力的問卷給下一個團體。很不幸地，學生的回應甚至更糟。她非常的氣餒。如果這些人不告訴她們需要什麼，她如何才能滿足這些人的需求？

在同時，學生健康服務的女性臨床講座，在剩下的學期中，將開放給想要明瞭生育控制資訊的學生，而性教育座談會總是擠得水瀉不通，有時甚至得拒絕過多的人。服務利用率的初步評估，應該是需求評估的首要步驟。學生寧可「用他們的腳投票」來告訴她他們的需求，而不是填寫問卷。因為只以一種狹隘方法，來做需求評估的訓練，她只將焦點放在筆紙的度量法，而非簡單且顯而易見的需求行為度量。

預約的履行

履行預約是一項遵從醫囑的基本度量。許多疾病和狀況都需建議要定期看診。也許和臨床醫師或護士相約，或是爲了血液檢查或其他的實驗室檢驗。他們也許和營養師、物理治療師或其他類似的健康專業人員相約。遵從預約也許是一個重要的延伸指標，可以評估病人是否遵照醫生的處方。此外，機構也許對預約的履行感興趣，做爲醫療照護服務成功的整體評估一部分。每一個服務有正常的「爽約率」（break-rate），即被取消、重新訂定或甚至就是沒有出席門診的次數。有些服務也許想要持續對爽約率追縱，同時他們實驗各種不同喚回病人的方法，或改變程序中的其他層面。

☞98

有意持續一段時期的計畫，像是減重計畫或是運動班或戒煙課程，覆行預約的議題是計畫出席。這類計畫的耗損率是非常驚人的。對想要評估以特殊技巧變形爲之有效性的健康行爲專業人員來說，中途退出是一件很麻煩的事。有時人們只是從資料分析中退出，而計畫只評估全程參與的人。有時結果度量爲計畫的時間長短而做調整。然而，計畫出席本身，就能作爲評估計畫接受度的一個重要方法。不管計畫有多麼美好，如果人們不願意參與或利用它，都是惘然。

健康結果／狀態的現存資料

醫護機構中擁有最多這一類的現存資料。病人記錄的最主要目的，就是記錄健康狀態，所以自然就成爲一個主要的資料來源。這些資料包括體重、心臟病發的次數和病史。實驗室檢驗的結果記錄，能指出慢性病的疾病活動，像是風溼性關節炎或狼瘡。較不明顯的是其他臨床或醫院記錄，像是住院日數的長短和入院次數。還有通報疾病的疾病發生記錄，像是性病或癌症。最後，還有像是死亡記錄之類的生命統計。

99 ☜

環境的現存資料

我們在第二章「醫護機構和合作研究」對殊特醫護環境的現存資料已經有許多深入的探討。這些機構環境就是你想收集資料的場所，甚至資料早已被收集過了。此外，你能從病人的記錄，發現一些有關可能之研究對象的環境基本的資訊。像是地址，就告訴你他們是住在市區、市郊還是鄉間。人口普查資訊能告訴你更多有關這一類的事情。病人的記錄也許會提供有關家庭組成的資訊—個人的社會環境。

摘要

度量是科學研究的心臟。選擇度量包括一些步驟。度量必需和研究問題、研究族群、和研究設計配合。可由四個主題來討論你想知道的是什麼：認知與感性、健康行為、健康狀態和環境。在每個領域裡該如何收集資料，則由四種類型的度量來討論：現存資料、自陳報告、觀察和生理度量。我們提供一個總表，舉出何種研究主題應用何種肚量法收集資料的範例。

現存資料，像是健康或醫院記錄，能用來分類族群或環境、一個自變數／可預測因子或依變數／標準變數。資料的品質需要仔細評估。取得記錄的難題，可以因選擇性和專一化、保護穩私，和使用醫療專業人員來收集資料而變得比較簡單。嘗試將現存資料轉移到研究中的陷阱也討論過了。我們提供了認知和情感、行為、健康狀態和環境之現存資料的範例。

☞ 100 習題

1. 就第四章習題三中所討論的「心碎」研究，大致描述你想收集的資訊類別，認知與情緒、健康行為、健康狀態，或環境？（參考表 6.2）指出其中的自變數與依變數（預測因子和標準）。
2. 若你要設計一個研究影響手術恢復的因子，醫院的記錄有哪些有用的資料可收集？

7

自陳報告與他人報告

一般議題

你會想要知道病人是不是有吃藥、他們到底喜不喜歡這療程、在手術前是否感到焦慮、手術後是否感到沮喪、在治療後他們的情況是不是有比較好、他們的朋友或家屬是否在恢復期給予協助。換言之，你想要知道他們的行為、認知和情感、健康狀況以及環境。要如何去發掘呢？這樣的答案真是簡單得令人迷惑—去問他們。他們的回答就稱為「自陳報告」。

事實上如果研究真的這麼簡單，那像這樣關於研究方法的書就沒有存在的必要了。你要問什麼、怎樣去問、應該問誰以及由誰去問，這些對你的資料價值有決定性的影響。幸運地是，很多接受心理度量學（psychometrics）特別訓練之研究人員，花費了很多時間發展出可以評估概念的評分表（scale）。我們隨後會評述現有的方法，而這些方法是在醫療研究中常常用到的。

自我和他人報告常常是指「紙筆」方法，但也可以用面談的型式來執行，面對面的訪談或用電話訪談的方式進行。受訪者常被要求回報他們自身的情況，但是有時需要其他人提供有關受訪者的行為、心情或是健康狀態的報告。病人有時可能無法提供資料，而其他人（或我們稱為資料提供者）的報告可以使病人提供的資料更為完整。想知道病人居家的健康狀況，家人就是很有用的資料提供者；收集系統性若由護士對病人的評估可能是更為真實的方式，這種方法比直接去問一個剛手術完的病人要來的好。由資料提供者提供的報告，稱為他人報告（other reports）。

☞ 102 健康狀況的評估，要由醫師或護士來診斷一個病人是否健康。要做出這樣的診斷，他們需要利用生理學的數據、對病人的觀察，或是病人的自陳報告。總的來說，當要做這樣的評估時，醫療專業者可以給你最佳的診斷。如果你本身並不是臨床診斷者，你就需要去熟悉相關的健康議題、要知道臨床上如何做出診斷，以及要考量那些數據。你應該要知道相關疾病診斷之標準的分類、等級和單位。舉例來說，在有關紅斑性狼瘡的研究中，我們應該要熟悉醫師用來診斷這疾病之活動性及嚴重性的臨床和實驗室檢驗的標準。這樣的資料要和醫師對病人的診斷一起收集。重要的是，要同樣地關注自陳和他人報告的設計型式。本章討論的議題應該和所有其他類似的報告相關。

成見

在自陳報告及一些他人報告中最主要的問題就是，回應者是否說了實話。成見（biases）會有意無意地滲入自陳報告之中。社會期盼（social desirability）是最主要的干擾。回應者通常知道，或者認爲他們知道什麼樣的答案會是「好的」。他們知道所謂的「好病人」會吃藥，並不會覺得害怕或是沮喪，然後好起來。他們可能會狡猾地（或炫耀地）將他們的回應導入「好」的方向，因爲他們想變成「好病人」。回應者可能也知道，或認爲他們知道這些研究的假設。他們的成見可能會滲入他們的回應中，扮演一個「好的研究對象」以證實這個假設；或是如果他們不同意這樣的假設，他們就可能加入成見使回應轉到另一個方向。重要的是，研究人員應該要注意到這些成見是非常難察覺的。當研究對象描述自己的情況時，會有一些言過其實，但他們也不是在說謊。回應者的回答也可能是不精確的，只因爲他們忘掉了發生過的事。如何取得正確的回憶將在探討行爲的章節中討論。

在自陳報告中另一個難察覺的成見是社會比較（social comparison）。有很多的問題是要求回應者做出評斷。舉例來說，我們通常會在手術之後的面談詢問病人，「大體上來說，若以 10 分爲標準，你會評幾分？」身爲一個研究人員，我

☞ 103 會問「和什麼相比？」如果和自己的理想健康狀況，或是先前最不舒服的狀態，或和其他也做過同樣手術的病人，或是和剛剛做完手術的時候相比，都會有不同的答案。病人確實會有社會比較的情形，而我們必須要警覺到這樣的回應對研究的影響。

建立評分標準

若只是寫下一些項目並假定用這些項目就可以評估要研究的概念，是不適當的，但還是有許多人這麼做。在自陳報告的方法中，信賴度和效度是應該要以書面記錄下來的。這會是一個很冗長而無效率的過程。參見範例 7.1，其中描述了一個努力好幾年的方法。

信賴度解答了以下的問題：這樣的評估方法是否是前後一致的？這需要兩種型式。內部是否是一致的？這一系列的項目是否適合放在一起，以及是否可以評估一個單一的概念？內在的一致性通常被評定並稱爲 Cronbach's alpha 信賴度，它的值是從 0 到 1。一般來說，0.60 是這種度量可被接受的最小值。另一點很重要的是，對某種方法的回應是否經過了時間的考驗之後還是一致的，稱爲檢定-再檢定（test-retest）信賴度。

當一種方法確定是可信賴的時候，我們就必須考量這個方法所測定的是否和其聲稱的目的相符—它到底有沒有效？以字面說明可以理解的部分叫做表面有效性（face validity），但這一定是不夠的。其與他種測定同一概念的方法之關係，就是構型有效性（construct validity）。而辨別有效性（discriminant validity）是指，此方法是否和其他概念的評估值有顯著的不同。當使用此方法評估的結果和理論是一致的時候，這稱爲預期有效性（predictive validity）。

評估方法之發展與確認的細節已超過我們的範圍。參見Nunnally（1978）關於評分表確認（scale validation）的詳細討論。至少，應該要注意項目的書寫；開始的時候要用比實際需要還多一點的項目，以得到在適當人口群裡的起始資料；書寫下的項目要與概念相符，並收集有效的資料。一些和醫護相關之評分表確認的例子可能可以在進行的過程中提供洞察（Bergner, Bobbitt, Carter, & Gilson, 1981; Smith et al., 1984; Zonderman, Heft, & Costa, 1985）。

範例 7.1　建立健康控制座評分表

104 ☜

1972 年，我們受邀評估一個糖尿病的教育計畫，這是一個由跨學科所組成的團隊。和醫療專業人員討論過計畫目標之後，我們觀察一系列的課程。在親身經歷了整個計畫後，我們慢慢了解到，計畫的中心目標就是要讓人們對自己的糖尿病負責。這概念似乎和 I-E 評分表（Lecourt, 1966; Rotter, 1966）評估典型之內在控制座的概念平行。這種評分表可以區別內在控制座或個人責任，和外在控制座或歸屬於命運、運氣機會或其他強有力的因子。我們發現，被評估為「比較內控」的人，比較熱心地嘗試發揮控制力的結果。這樣的導向似乎就是這糖尿病教育計畫的目標。

由於社會學習理論（social learning theory，Rotter, Chance, & Phares, 1972）的發展建構在控制座的概念上—假設對預期值的測定應該要儘可能地專一。我們決定發展出評估健康之控制座的評分表。我們寫下 34 個項目作為健康控制有關之一般預期的表面有效量值。我們對將近 100 名大專學生評估這些項目，並使用他們的資料篩選以下各項（1）哪些是具變化性的，（2）哪些可以形成內在信賴評分表，（3）哪些平衡了措詞的方向。結果出現 11 個項目的健康之控制座評分表（Health Locus of Control scale, HLC），顯示原始的概念和辨別有效性，與原始 I-E 評分表相比具有低正向相關值（0.33）。因此有太多的部分可以質疑我們的新評分表能評估控制座，但卻有足夠的差別來證明這評分表在某種程度上是獨一無二的（Wallston, Wallston, Kaplan, & Maides, 1976）。

我們建立了兩個更深入的研究來顯示其預期有效性。我們可以指出那些是極重視健康，並持有內控之健康信念的研究對象，比其他分組的人還想尋求更多的健康資訊，這是該理論可以預測到的。還有，一般的 I-E 評分表不能測出這些結果，進而確定了更深的辨別有效性。我們也顯示了，若減重計畫的參與者與其控制座信念一致，滿意度會比其他錯誤配合的組別高。我們也顯示了 HCL 評分表的評分，即使經過一段時間，仍然維持原狀。在新的評分表與支持的資料發表之前，我們辛苦工作了有四年之久。

同時，其他的工作顯示了控制座是一種多面向的概念）（Collins, 1974）。Leveson（1981）的研究結果區分了機會和其他強有力的外在因子，這些似乎與醫療照護特別有關。我們發現在 11 項評分表內，有 5 項內在項目，5 項機會的外在項目和 1 種強有力的其他因子。因此我們再次討論了評分表建構的程序。我們將項目反射到三個面向，形成有 81 個項目的集合。我們利用在機場等待的人來做測試。利用相似的標準，我們發展出兩種型式的多面向之健康控制座評分表（Multidimension Health Locus of Control Scales, MHLC），其中，各次評分表含有 6 個項目，分別表現出外在的機會、外在其他強有力的因子和內在因子。我們再次地指出該評分表具有足夠的內在一致性，及其與他種現存評分表之關係。與健康狀況的相關性用來表現其原始的預期有效性。我們在 1978 年發表了這種新的評分表，但是註明了「我們對這些方法之有效性和信賴度的程度並不是全然的了解，直到這些方法被適當地使用在一定數量的研究。」（Wallston, Wallston, &DeVellis, 1978, p.169）這種評分表的建構和雕塑是很冗長的，在某種程度上來看，會是一個永遠不會停止的程序。

105

查明現在有什麼

在你考量評分表之建構前，你應該查明文獻中有哪些現存的評分表和方法。Sudman 與 Bradburn（1985）給了我們詳細的指導，教我們如何追蹤並全面考查已存在的問題。有些一般的來源也許值得檢查一下。Ward 與 Lindeman（1978）提供了一個護理研究的工具。他們提供了 140 種心理社會方法的記述和評論，大多數都有收在該書中。其他的文獻則分散引用在本章的特定部分。現存的方法與方法回顧文獻多是關於情感和認知的，而有關行爲或健康狀態的自陳報告指標則逐年增加，也有新的方法正在發展中。（Kaplan, 1985）。

如果你不能找到和你的研究切合之現存方法，其他方法的來源是期刊的文章。在適當的期刊中翻一翻最近的議題，或在網路上看看其他評估相同概念的人如何做。小心，其他人使用的方法並不代表那一定是個好方法。你需要再評估一下。用別人的方法通常會比從一無所有開始來得快而且簡單一些。

方法的選擇

如果你找到一種已發表且信賴度及有效性也很充分的方法時，在你做決定選擇之前，你還是必須考慮其他的問題：在施行上是否簡單？這方法的長度是否和你的程序相配合？夠清楚嗎？其強制性是如何？回應者會對這方法感到生氣或不耐煩嗎？（Green, 1985）

語言的程度是如何？很多方法都是針對大學生的程度發展的。這顯示了你的研究對象可能會不太能理解這累得語言程度。（參見第六章對研究族群的選擇方法之討論。）評分表內的各項目也可能在年齡上和你的調查對象不符

（age-inappropriate），或者和你的研究對象無關。舉例來說，在癲癇患者的研究中，我們通常省略了和開車有關的項目，因爲已知之控制座評分表告訴我們，這種狀況的病人是不能開車的。

即使你覺得內容是適當的，你應該要考量研究對象是否也覺得適當。舉例來說，在有關風溼性關節炎病患的研究中，我們包含了一般的控制座評分表。很多人並不理會這些項目。在我們接下來的問卷調查中（這是一個長期的研究），我們另外寫了一封信來解答一些常見的問題，包括了「你爲什麼想要知道心理學的東西？」「有風溼性關節炎應該怎麼辦？」這樣的方式比較容易引導回應者做出反應，因爲只包括那些評分表的話，對他們來說是沒有任何表面有效性的。

這些標準都經過考量之後，你應該知道什麼是最合用的方法。這常常牽涉了權益的交換。舉例來說，爲了得到一個有效的方法，你很可能必須要採用一個冗長的方法。

改編現存的方法

如果你先前指定的方法，都不適合你目前的運用，你可能可以改編一種方法以切合你目前的需要。和一無所有相較，這也是個比較好一點的方式。記住，如果你改編了一種方法，你必須重新建立其信賴度和有效性。有版權的方法一般都不能擅自更改，但是你可以和所有者討論一下。 107 ☜

最常見的改編方式爲簡化評分表。你可以打電話給評分表的建構者，詢問他哪些是最好的項目。你應該選擇和原評分表中有良好互動的項目，如果可能的話，可以表現出評分表涵蓋的範圍和措辭。在 BSE 的研究中，我們是採用 6 項目之 MHLC 次評分表的 4 項目版本。

當你得到了原評分表所發展出的資料時，就可用來分析，以檢查簡化之評分表的信賴度和有效性。舉例來說，我們發展的控制需求評分表共有 14 個項目（Smith, Wallston, Wallston, Forsberg, & King, 1984）。因爲我們在實驗中採用很多這樣的評分表，所以需要簡化各評分表的版本。我們新做的分析顯示了 7 項目的版本具有內在一致性，而且在已知的族群中呈現與原版本同樣的辨別有效性（B.S.Wallston et al., in press）。如果你跟他們聯絡的話，很多研究人員願意將他們的研究資料給你。

其他常見的改編方式是改變對反應的選擇權（response options）。舉例來說，Liker 評分表就是詢問回應者對一個陳述是同意或不同意。稍微改變反應選擇權，對評分表的信賴度和有效性影響並不大。在非常同意至非常不同意之間，使用有五、六或七種回應，而這樣的改變可能促進與接下來的問題之整合。如果改變爲嚴格的「是或不是」或「對或不對」之型式，那麼對回應者來說是簡單了一些，但卻會大幅地降低了評分表的範圍，並可能影響了評分表的其他性質。

在所有的改編方法中，更改問題的措辭是最有問題的。新的信賴度和有效性的資料必須要收集，然而你很可能想要這樣做來符合目前的需求。如果這問卷是針對你的特定調查族群的話，這樣的問卷應該蠻有用的。舉個例子來說，Holroy 等人（1984）使用從 MHLC 的兩種型式發展出的 36 個項目評分表，但是爲了切合他們的生物迴饋訓練對頭疼痛患者的認知影響之研究，每個項目中的「健康」都改成了「頭疼痛」。要小心每個項目內措辭上的細微改變。這會影響回應者對此一項目的反應，以及評分表有效性（scale validity）。使用和原評分表不同的版本時，也需要新的確認。

自我與他人報告：認知與情感

只有詢問別人，我們才可能知道他們覺得怎樣（情感），或他們怎麼想（認知）。當偵測認知程序的技術能度量反應時間這一類的反應時，我們還是無法直接觀察認知的內在。因此，自陳報告最直接地提供了對情感和認知的評估可能性。有很多現存的評分表可以用來評估認知（包括態度和信念）和情感（包括心理健康狀態）。Robinson 與 Shaver（1973）則提供了對自我意識、價值觀、對人們的態度、社會政治態度及宗教態度評估的論述。這包括了實施上的評估、信賴度和有效性的評估以及更深入資料的來源。Kaplan（1985）論述了評估生活品質的技巧。Green（1985）就使用在醫療場所的有效性方面，評述了一些自陳報告的方法。但是，仍有許多資料來源並不直接與醫療研究相關，卻也可能是很有幫助的，尤其是在心理健康評估方面（如，Chun, Cobb, & French, 1975; Comrey, Baker, & Glaser, 1973）。以下舉出一些常用的方法。

心態一特徵焦慮調查表（State-Trait Anxiety Inventory, STAI）。STAI 是最常用來評估情感的方法。這是發展用來評估焦慮，有一連串的問題來詢問*現在*感覺如何，這就是心態（state）焦慮；有一些是問*一般*的感覺，也就是特徵（trait）焦慮（Spielberger, Gorsuch, & Lushene, 1970）。有效性與常模的資料來自學院和臨床樣本。

流性病研究之憂鬱中心評分表（Center for Epidemiological Studies Depression Scale, CES-D）。這是一個 20 項目的評分表，用來評估憂鬱（Radloff, 1977）。該評分表是為了一般的研究對象而非臨床樣本，但其確實包含了生長狀態的項目（例如，我今天不想吃東西。）以及心情項目（例如，我覺得悲傷）。詢問回應者上一週之中，這些感覺或行為出現的頻率，以一到四的評分表回答。

多面向之健康控制座評分表（Multidimension Health Locus of Control Scales, MHLC）。控制座是一種關於行為和結果之間關連性或偶然性的信念或認知。MHLC 評分表（Wallston et al., 1978）包含了三個 6 項目的次評分表，以評估機會、其他強有力因子或自我（也就是內在）之控制信念。回應是以 Liker 型式的六點評分表（就是非常同意到非常不同意）。研究的評論提供了評分表信賴度之清晰證據及一些有效性的證據（Wallston & Wallston, 1981, 1982）。在使用其做研究之前，要先知道控制座是否有理論上的相關。在慢性疾病的研究中，控制座表現出較多的有效性（Roskam, 1985, 提供論述）。在預防的研究中，效果就沒有這麼好（Wallston & Wallston, 1981）。

Krantz 健康意見調查（Krantz Health Opinion Survey, HOS）。有兩個次評分表評估自我治療之偏好，其中包括了 9 項目；而醫護相關資料之偏好有 7 項目（Krants, Baum, & Wideman, 1980）。使用是非題的型式。有證據顯示，該評分表的內在一致性不錯，檢定-再檢定（test-retest）信賴度也高。以該表對大學生測試，顯示其有效性（Krantz et al., 1980）。使用 likert 型式的資料次評分表，也經由三個不同的成人樣本而確認（Smith et al., 1984）。

自我與他人報告：行為

觀察行爲是很困難且昂貴的，所以經常須要放在自陳報告的資料中。有一些技巧可以用來改善這種自陳報告的有效性，但解釋這樣的資料仍要注意。因爲行爲常依賴於多變的性向，評估時要特別小心。

在一般議題的章節中，我們討論到有關自陳報告的成見。成見會有意識地進入自陳報告中，例如嘗試使自己看來好一些；也可能是無意識的，例如說忘掉了或是誤傳。問題的專一性和縮短研究時間可以幫助減少遺忘誤差且改善有效性。問「你昨天吃了什麼？」會比正確地回應一般的飲食習慣來得簡單。要求參與者做自己的行爲筆記，可能會是一個改善量表正確度的好方法。即使一天只做一次，也比對上週行爲的追憶要來得好。

自我監控（用手札或日記的型式）產生了觀察者無法取得之代表性的行爲樣本，也可以避免回溯報告的問題。然而，這也可能是反應性（reactive）的。也就是說，監控行爲的舉動可能會改變其出現的頻率。以下方式可以改善自我監控的正確度：（1）必須要容易做到，（2）目標行爲應盡可能地清楚，（3）格式要短小輕便，可以放進口袋中，（4）要小☞ 110 心地指導回應者，（5）格式要簡節，不要有過多的指示，（6）建立提醒者或顯著提示的時間控制系統（例如說，和用餐時間配合的記錄）（Turk & Kerns, 1985）。

嘗試使自己看起來不錯的狀況是很難避免的。但是，我們可以制定一些問題，讓這些行爲可以被接受，會很有幫助。當問到無法遵守藥物治療時，我們問「有些人有時候會無法遵守他們的藥物治療。請問你上個月中，有幾次忘記服用風濕性關節炎的藥？」我們試著說明忘記吃藥是一件常發生的事，來降低那些覺得「不好」而不敢回報的情形（參見範例 7.2 有另一種方法）。

範例 7.2　取得 BSE 的自陳報告

我們在 BSE 的研究中，希望得到施行 BSE 的評估，希望得到比一般常問的自陳報告問題「在最近六個月中，妳做了幾次 BSE？」之類更多的內容。特別是我們計畫要獎勵實行 BSE 的個體，所以，研究對象在壓力很大的情形下，言過其實的可能就會增加。改善這種情況的第一個策略是，增加一點報告社會認可之行為的困難度。研究對象要每個月填寫反應表，顯示她們到底有沒有做 BSE。如果回答是，那就須要多回答一些問題，例如「妳花了多少時間？」「妳在那裡做？」等等。這個策略的前提是，說很多次謊比說一個謊要困難許多。

一個意外的事件使我們改變策略。有一次有個研究對象被一個護士問到她自己有沒有做 BSE。她遲疑了一下，才說有，這護士接著就問她說，她那一邊的乳房比較大。如果她真的好好的做過 BSE，她應該能輕易的回答這樣的問題（但她不能）。這使我們想到，我們可以專注於某些只有真正從事過的人，才知道的資料。我們於是發明了一項 BSE 記錄表，是一張乳房簡圖，可以讓個體在自我檢查後記錄。該圖印在複寫快照紙上，因此可以自動做出為做過 BSE 之證據的複本。換言之，記錄創造了一個可評估的「行為證據」。需要填寫記錄和要假造一堆答案的麻煩，可以制止大多數的人假裝做出「好的」回應，而改善了自陳報告行為的正確度。

即使行爲的自陳報告有些許問題，但還是比詢問行爲意圖（behavior intention）（例如，「過去六個月中，你去聽過幾堂關於關節炎的課？」和「如果有關於關節炎的課，你會想去上嗎？」）來的有效。欺騙個人最近之行爲的可能性並不大，因爲你會很輕易地說服自己，當時若有機會，你就可以表現出社會期望的樣子。其他還有一些數據證實有關行爲之自陳報告的有效性（Haskell, Taylor, Wood, Schrott, & Heiss, 1980）。

目前並沒有很多有關行爲之自陳報告的指標，雖然某些行爲項目通常都包括在一般的方法中。例如，有關行爲的問題，像是對疼疼痛的反應，通常包括在對疼痛覺的評估中；在本章中，我們將疼疼痛定義成主要的健康狀態議題。有關社會活動的問題，通常包含在社會支持的評估中，我們應該就環境方面而論。其他行爲項目是爲了特殊研究而發展的，就不能成爲一般可用的評估方法。

有些評估機能性活動（functional ability）的方法，是健康狀態或生活品質概念的指標，實際上就需要行爲的自陳報告。就你對健康狀態感興趣的程度，牽涉了第二層的參考標準。以上討論的不只是自陳報告正確性的問題，還有行爲反應健康或不舒服之程度的問題。有些人可以不顧自身的症狀。有些人慣於扮演「生病的角色」而停止一般的活動。這種對症狀或不舒服的典型回應，清楚地限制了由行爲機能推測健康狀態的能力。我們應該描述兩種機能性活動的評估，之後再去討論 A 型人格行爲模式（Type A behavior），這是一種很著名的行爲模式評估法。

疾病影響輪廓（Sickness Impact Profile, SIP）。這是應用在面對疾病最常用的行爲評估（Kaplan, 1985）。是一個冗長的方法（有 132 項目），包括反應出睡覺與休息、進食、工作、家庭管理、娛樂與閒暇、移動力、行動力（mobility）、身體照護與活動、社會互動、行爲改變以及溝通行爲等次評分表（Bergner et al., 1981）。回應者對每一項目表示同意或不同意。個人的得分，是根據評定者對其功能失調程度的評估，用以決定各項目的比重。SIP 顯示出令人滿意的信賴度與有效性，與自我評估（self-assessment）和臨床評估（clinical rating）的結果相符。 112 ☜

關節炎影響評估評分表（Arithritis Impact Measurement Scale, AIMS）。該評分表嘗試評估風濕性關節炎病患的機能狀態（Meenan, Gertman, & Manson, 1982）。行動力、生理活動和每天的日常活動都包括在 67 項目的評分表中。AIMS 與醫師評估的健康狀態有相關性，且其次評分表具有辨別有效性（Kaplan, 1985）。

A 型人格行爲模式原先的設計是用結構性訪談法來評估，包括了面談時對行爲的評估（Friedman & Rosenman, 1974）。現在有幾種自陳報告的資料可看出冠狀心臟疾病傾向的行爲（coronary-prone behavior）。任金斯活動量表（Jenkins Activity Survey, JAS）是最常用的方法（Jenkins, Zyzaski, & Rosenman, 1979）。52 項目的自陳報告調查表一般要花費 15 到 20 分鐘來施行。這方法的有效性雖然經過證實，但 JAS 確實和建構性訪談一樣無法預測冠狀心臟疾病（Turk & Kerns, 1985）。

自我與他人報告：健康狀態

自陳報告是一種間接評估健康狀態的方法。確實存在的現象是，系統性的測量是用於評估治病率（morbidity）的。Reeder，Ramacher 與 Gorelnick（1976）收集了與健康狀態、健康行為、醫療服務之應用和健康導向有關的評分表和指標。他們提供了這些方法的描述和複本。Ware、Brook、Davis與Lohr（1981）提供了選擇健康狀態評估方法的資訊。

一般的健康狀態指標為疼痛，是研究人員想要測量的一個變數。然而，疼痛就概念上來說是很複雜的。基本上，這是一個私人的認知與情感的經驗。若給予個人相同「客觀」程度的疼痛，不同的個體可能感覺完全不同，而表現在評分表上的是完全不同的層次。個體所能承受的疼痛也可以從疼痛行為推理出來，就像是花多少時間在站著或是走路（Sanders, 1980），或是吃了多少藥。這些疼痛的行為面向也可以經由自陳報告來評估，但是，同樣地個體會因為其他非疼痛程度的理由而有不同的反應。自陳報告只能間接地提供☞ 113疼痛程度的評估。疼痛的感覺大致上包括了認知、情感、感覺、行為和生理化學因素，還有多重模式對整個疼痛感背景的評估，都是必須的（Karoly, 1985）。在這部分，我們描述了兩種常見評估疼痛的方法，和其他兩種用來評估健康狀態的方法。

視覺類比疼痛評分表（Visual Analog Pain Scale）。這個評分表常用來評估疼痛的程度。一條無標記 10 公分的線，一端是「不疼痛」，一直延續到「疼痛到不能再疼痛了」的另一端，回應者根據他們的主觀判斷，在線上做出疼痛程度之比例記號（Bradley et al., 1981; Huskisson, 1974）。

麥吉疼痛問卷調查表（McGill Pain Questionnaire, MPQ）。這問卷提供了多面向之疼痛品質的評估，使用的是言詞的描述（Melzack, 1975）。該問卷調查表常被廣泛地使用，因此也顯示出其信賴度和有效性（Bradley et al., 1981）。然而 Keefe（1982）討論到有關反應限制（response constraints）的問題。

疾病嚴重度調查（Seriousness of Illness Survey）（Wyler, Masuda, & Holmes, 1968）。這測量是一個自陳報告的清單，包括了 126 種症狀與疾病。每個項目的比重是根據疾病、殘障、生命威脅、持續度和預後之程度，做出一個單一的健康狀態評分。

卡諾夫斯基表現狀態（Karnofsky Performance Status, KPS）。這模式常用在癌症研究中，觀察者對健康狀態的報告（參見 Grieco & Long, 1984）。醫師（或其他人）被要求做從 0 到 100 的評分，0 表示死亡，100 是正常沒沒有任何疾病的證據。每 10 分爲一間距，個別有不同的描述。這種主觀判定的結果可能不太可靠（Kaplan, 1985）。然而評分表的分數卻和肺癌患者的存活率有關（如，Stanley, 1980）。最近，Grieco 與 Long 的工作顯示，當觀察者先經過 KPS 的系統程序訓練時，此表的信賴度會有所改善。總言之，要注意醫師可能會系統性地低估疾病對生活品質之影響，因爲他們忽略了很多日常生活的功能失調（Kaplan, 1985）。

自我與他人報告：環境

環境包括了物質環境（physical environment）以及社會☞ 114環境（social environment）。這兩者對健康狀態和結果都有很重要的影響。物質環境有時可以直接以觀察的方式來評估，但是這方法實在是太貴了而不太可行。治療場所的自陳報告的發展如以下所述。社會環境幾乎都是要依賴自陳報告。社會環境的測量，範圍可以從簡單的家庭組成（家中有多少人、年齡、和研究對象的關係），到社會支持的複雜問題。

社會支持在概念上分成兩種方式：支持的量或是結構，以及支持的質或是功能。當社會支持是以結構爲概念（而不是功能）時，傳統上是指社會網路（social network），並認定其爲個體環境的一部分。關係的存在與否，和在這社會網路上有多少人，以及人群關係的互動（稱爲密度 density），是典型評估網路的方法（Moos, 1985）。當社會支持在概念上被當成個人對支持的質／取得性的感知，或是對支持的量／足夠性的認知，就屬於認知／情感的範疇。但其仍代表一種社會環境的評估方法。有很多可以測量感知到的支持取得性的方法，但都不夠確實，因此沒有一種最佳的方式（House & Kahn, 1985）。這部分我們描述了一種最常用來測量社會網路的方法，以及一種測量社會支持的方法。

還有一種在醫療研究中被注意的環境因素，就是壓力性生活事件。幾十年來一直被注意到，生病總跟隨在主要的生活壓力之後，像是離婚或是摯愛的人死亡（參見 Dohrenwend,

Krasnoff, Askenasy, & Dohrenwend, 1982, 有關這研究的歷史）。這種事件帶來的壓力一般對個體都是一個適應上的挑戰，同時包括身體上和心理上的。環境事件的評估被當成是壓力來源，是一個主要的研究焦點，也造成很多評估上的爭論（如，Dohrenwend & Dohrenwend, 1978; Sandler & Guenther, 1985）。我們會簡述都瑞文評分表（Dohrenwend's scale），感興趣的研究人員應該要檢驗一下社會再調整評分量表（Social Readjustment Rating Scale, Holmes and Rahe, 1967）。

病房氣氛量表（Ward Atmosphere Scale）／社區導向計畫環境量表（Community-Oriented Programs Environment Scale）。Moos（1985）發展出可用來描述以醫院與社區爲基礎之治療場所性質的方法。他們評估人際關係之品質、該計畫的目標，以及計畫結構的本質。有例子包括，在醫院中利用血液透析（Rhodes, 1981）和腫瘤科（Alexy, 1981-1982）等單位之研究。 115 ☜

社會網路指標（Social Network Index）。Berkman 與 Syme（1979）的 4 項目社會網路指標結合了行爲和情感的自陳報告。項目包括了婚姻狀態，覺得比較親密之朋友和親戚的數目，和親戚朋友接觸的頻率，還有教會組織和其他團體的關係。對這些項目的回應會和複雜的公式結合，並得到一個個體社會網路的單一評分。

人際之評估表（Interpersonal Support Evaluation List, ISEL）。這是個 40 項目評分表，是由 Cohen 發展的（Cohen, Marmelstein, Kamarck, & Hoberman, 1985）。ISEL 有評估四種支持的次評分表：實質的（tangible）、鑑定（appraisal）、自

尊（self-esteem）和規屬（belonging）。後三者是高度相關的，而且似乎是情緒支持的代表性型式。實質的／情緒特質和更廣義的支持功能特質，可能在醫療研究中是特別重要的，因為不同型式的支持可能以不同的方式影響健康結果（Wallston, Alagna, DeVellis, & Devellis, 1983; Wortman & Conway, 1985）。

精神流行病學研究檢討（Psychiatric Epidemiology Research Interview, PERI）。這方法包括了 102 反應不同範疇的生活事件（例如，工作、家庭、經濟），涵蓋了正向和負向的事件（Dohrenwend & Dohrenwend, 1978; Dohrenwend, Krasnoff, Askenasy, & Dohrenwend, 1978, 1982）。回應者指出各事件是否在他們生活中的特定期間發生。當發展成面談的型式時，這方法可以用在問卷調查。當用在評估壓力時，經常對不同的壓力事件來源給予不同的分數。然而，大多數的比較顯示，不同的得分不能顯著地改善對負向事件結果的預測（Kale & Stenmark, 1983）。

摘要

自陳和他人報告包括了如問卷調查的紙筆測量及面談。幾乎所有的資料都可以以詢問研究對象的方式收集。主要的成見包括社會期待、遺忘及社會比較。評分表的發展是一個冗長且麻煩的過程，最好是由經過特別訓練的人來承

辨。然而，目前已經有很多現存的方法，其信賴度和有效性 116 ☜
也經公開。有尋找、選擇和改編這些評分表的建議。列舉了測量認知與情感、醫療行爲、健康狀態和環境的評分表。

練習

1. 閱讀一、二篇原始文獻，並比較兩種評分表對相同或相似概念的信賴度和有效性（例如，焦慮／沮喪、功能失調和社會支持）。各種度量方法的限制爲何？你會在何種情況下使用適當的評分表？
2. 設計一個回報日常進食的自陳報告格式。包括進食量和環境的特徵（何處、何時、和誰）。你自己先試做至少兩天。

8

觀測和生理機能檢測方法

觀測

與其依賴行為受試者的自陳報告，而使測試的結果可能被誤導，或有偏見存在，為何不直接觀察受試者？但實際執行起來比說的複雜多了。事實上，設計一個方法去收集觀測值，可能和受試者自陳報告有一樣的問題—測試標準的建立。因為觀察者可能和受試者有一樣的偏見。除此之外，受試者有可能因觀察者的存在而出現一些反應，使觀察所得結果的可信度或效度遭受質疑。而本章將會探討有關這部分的問題。

另外一個問題是，有很多事情或行爲是無法觀察的，例如：認知或情感無法直接觀察。有很多與健康相關之行爲的發生率都相當低，例如：一天吃四次藥丸。有些行爲則是在相當隱密下完成的，例如：乳房自我檢查。假若嘗試觀察這類行爲，可能很失禮且相當昂貴。然而，有一些非干擾性的方法可提供間接的證據可證實該行爲的發生，因而可視爲一種觀察方法。我們也將討論這樣的度量方式。

觀察種類和系統

從觀察一個行爲持續進行的動向中，決定行爲觀察的種類。這個系統決定行爲將如何被測試。你是否對事件的發生率感興趣？你是否對其行爲發生的持續時間感興趣？這行爲是一種低發生率，還是高發生率的行爲？你想要知道行爲發生之後或之前可能發生什麼事？這些問題的答案將決定你是否要試驗此事件，或其時間架構。

你如何設計分類，如何建立收集資料的系統決定了觀察☞118方法的品質。選擇分類是一種建構理論的型式（Viet, 1978）。這是一種建立可能選擇的方法。一些研究人員建議，在行爲種類被限制之前，先做非正式的觀察。除此之外，測試觀察系統是否有效也相當重要。若有較精密的儀器來處理複雜的觀察體系，可使計畫較易實施，因爲數據可直接用電腦處理。然而，千萬記得，簡單的觀察方法也可提供有效的度量。

有些人曾建議，爲系統和種類的建構設立一個標準（如，Bickman, 1976；Gellert, 1955；Weick, 1968）。這裡有一些在系統中需要考慮到的想法。行爲的分類應該考慮以下幾點：

1. 來源：來自被調查的問題或理論；在研究的計畫下，這個系統應該適合這個問題。
2. 限制：只針對所選擇的行爲層面設計。
3. 目標：爲了將行爲分類所需之少量推論和相關資訊。
4. 明確：清楚地定義該行爲，使其具有專一性足以區分各行爲間的差異，同時要具有普遍性，使其能維持最少的差異。
5. 完整：徹底地記錄行爲的形式。
6. 具有區別性：行爲間儘可能地只有少部份重疊。
7. 簡單：其行爲能簡單而迅速地記錄下來，最好以記號或一筆畫就可以記錄的方法，而不只有文字的敘述。

反應

觀察時所做的動作，可能會影響被觀察者的行爲而產生一些反應（reactivity）。當人們被觀察時，可能其行爲舉止較符合習俗禮節。有慢性痛的病人當他們在獨處時，可能表現出較輕微或較嚴重的疼痛行爲。當牙科病人被衛生學家觀察時，可能會較仔細刷牙地或小心地使用牙線。當人們知道假日可能會有警察在注意他們開車時，他們的車速會比較慢。而以上這些例子，都是因爲觀察所產生的反應。

有一些因素和觀察時所產生的反應程度有關。Smith，

McPhail，Pickens（1975）指出，接近觀察者會增加因觀察所產生的反應程度。時間會幫助人們習慣觀察者的存在。目前我們並不清楚因觀察者的存在是否或多或少地比電子儀器，像是無線電發射機和錄影帶記錄器，容易引起反應。然而，Spender、Corcoran、Allen、Chinsky 和 Viet（1974）發現，當實驗設計使用錄影帶記錄時，受試者會比以一或二個觀察者存在時，有較合宜之社會習俗反應。

☞ 119

顯然在行爲觀察中，干擾是一個嚴重的問題，而且由於隱私的關係，也不易找出解決之道。因而有非干擾性的方法（unobtrusive measures）可以專門處理有關這類反應的問題（Webb et al., 1966）。非干擾性的方法注重的是行爲後的結果，或是當行爲發生時，環境中所發生的變化。舉例來說，若病人確實有吃藥的話，則藥瓶中的藥丸數目會減少。但是，使用這些方法通常都會出現有效度的問題，因爲常常有另一種更好的說明可以解釋環境的變化，例如：病人可能將藥丸丟掉或是另外有人吃了那藥丸。

可信度

可信度指的是使用觀察儀器時，兩位觀察者的看法和對同一事件記錄的一致性。觀察者間的一致性是比較專業的說法，其指數可以用許多不同方法計算，其中一種是簡單百分比的一致性，公式是一致性除以一致性和不一致性的總和。另一種方法是，與其考量單一項目，不如比較其一致性發生的總頻率。不過，這方法較難令人信服。第一種方法是最常使用的。

使用百分比常被忽視的一個大問題是，當某些行爲的發生率和其他行爲不同時，可能會產生誤導。舉例來說，在 X 樣本的三個檢測值中，有兩個正確時，其一致性是 67%。而 Y 樣本中，二十個檢測值中只有一個不正確時，其一致性則有 95%。除此之外，還有一個問題。觀察者間一致性的百分比並無法提供可能的修正方法。

有一些指標可能可以校正一致性。Cohen's Kappa（Cohen, 1960）評估一致性的可能程度。當用來比較兩份觀察記錄的一致性被高估的程度。一致性的預期是基於每種行爲中，每一對觀察者所做之觀察值的分布推理而來的，有點類似卡方分布。Light 則延伸 Cohen's Kappa 的理論，可在多重觀察者間，作更簡單的比較（Light, 1971）。這些指數適用於簡單一致性百分比，特別是有一個行爲的發生頻率高於其他行爲的情形。 120 ☜

可信度評估本身很容易受其他因素影響，觀察者的行爲可能因其監視者的存在而有所不同。因而評估整個實驗流程之可信度是必要的，因爲有可能在評估觀察者的可信度時，觀察者本身並不曉得。Reid 和他的同事們曾做過一些有關觀察者的可信度的研究。在其中的一個研究中，Reid（1970）發現，當觀察者被告知他們所做的觀測值需依標準做核對時，他們的觀測結果所得到的一致性，會比未被告知者來的高。另一個研究實驗中，Taplin 和 Reid（1973）比較監控可信度之三種不同的進度表。事實上，他們確實做到持續性的監控，但對觀察者卻有不一樣的說法。結果發現，當告知觀察者可能有不定期的監控時有比較高的平均可信度，而當告知觀察者在特定的時間內做監控時，其平均信賴度則較低。若觀察者被告知將不會有任何監控時，所得的平均可信度值最低。這個研究的結果建議隱蔽而不定期的監控，可有效地提高觀測值的可信度。

明顯地，觀察者的訓練和符號分類表的特性，特別是其複雜性也會影響可信度。擁有一個可以清楚記錄的符號分類表是很重要的，這將使觀察者的工作更易進行，同時，當分析研究和出版時，可以提供一個較便利的參考。

效度

觀測值的效度很少，是因為很難被評估。最好的方法是利用重覆度量。對於觀察度量值而言，很難去找一個已知的外在衡量標準。若數據具有可信度，並不足以認定其具有效度。觀察所度量的項目是否就是你想要的？觀察中對結果的推論本身就是一個影響觀測值效度的因子。舉例來說，評定☞121一個行為舉止，像是嚎啕大哭，似乎就是一個哭的有效度量。但是，評定一般情緒狀態，像是驚恐，可能就不是一個恐懼的有效度量。因為觀察者在推論一個行為的模式時，需要是個曾經歷過恐懼的人，這個人實際的情緒狀態，可能和其他人相當不一樣。

認知和情感的觀察度量

憂傷和焦慮

憂傷和焦慮的觀察度量，總是以外在表現推測內在情感狀態。大部分的情況是，這些度量著重於將行為表現符號化（將在下一節「疼痛行為」中討論到）。在某些情況下，也包含對內在狀態的判斷。有一些評分表試圖為和憂傷與焦慮有關的行為提供一種半客觀的行為標準，像是這樣度量的例子有：Zung 和 Cavenar（1981）討論到漢彌爾頓焦慮量表（Hamilton Anxiety Scale, Hamilton, 1959）和焦慮狀態調查表（Anxiety Status Inventory, Zung，1971）。

Venham、Bengston 和 Cipes（1977）使用一種結合心跳速率的度量和小孩對憂傷之自陳報告的方法，用以評估小孩子對看牙醫的反應。分別讓三個獨立判定者，觀賞兒童看牙醫的錄影帶，並替每位兒童以臨床焦慮表分為 0 到 6 級，另外也將兒童在三個特殊牙科程序階段之合作程度分級。臨床焦慮的評分表，與小孩子憂傷程度的重要判斷有關。舉例來說，等級 3 的敘述如下：表現出不願進入某場所、難以正確地評估此情形的威脅度、大聲地抗議、哭泣、部分抗議、極不願意去應付這個情況。

儘管觀察者依主觀判斷，但他們之間的可信度值從 0.78 到 0.98。而焦慮評等的結果與心跳速率的度量結果相符。

疼痛行爲

在第七章曾提到，疼痛的感受是多面向的。疼痛是一種☞122主觀感受，要與疼痛行爲（pain behavior）作區別（Fordyce, 1976）。我們曾以健康的觀點初步討論過疼痛。然而，疼痛行爲是可以觀察，也是可以符號化的；曾有慢性背痛病人的行爲成功地被觀察與符號化。Keefe 和 Block（1982）曾在一個觀察系統中，度量五種非口語敘述的疼痛行爲，例如，嘆息、愁眉苦臉、揉搓、繃緊的肌肉和防禦動作。他們利用錄影帶記錄參與者走路、坐下、站著和斜躺時的各種疼痛行爲表現。該研究具有相當的可信度和效度，成功地區分出感到疼痛的參與者、壓抑疼痛的參與者和正常的參與者。

Kulich、Follick 和 Conger（1983）公布出一長串的疼痛行爲，他們也使用錄影帶記錄慢性疼痛的病人，不過他們並沒有強迫這些病人進行疼痛行爲之分類研究，而是由四位有經驗的醫生看錄影帶，定出他們認爲具有特異性的疼痛行爲。他們一共提出 2105 種行爲，並將這些行爲組織化分成 80 種。然後由兩個獨立的評定等級者將這些行爲分類，以用來測試符號分類表。

Follick、Ahearn 和 Aberger（1985）不久後又進一步地細分這些行爲，並測試其可信度和區分的有效度。他們使用

16 種分類的系統，給受過訓練之評定等級者，觀看每 20 秒記錄一次的行爲錄影帶。以觀察者之間的一致性大於 69%爲標準，他們選出 7 類可以區分疼痛病人和醫院工作人員之行爲的分類表。有四種行爲（局部運動、束縛的聲明、聲音和位置的變化）證實在組員中之變異數爲 75%，且能正確地分出 94%的疼痛實驗組和 95%的控制組。在第二個樣本中，同樣的四種行爲，可以正確區分出 89%的參與者。這個研究計畫作法的限制之一，是只對慢性下背疼痛的病人有效，若有不同分類表，才可能區分出其他的慢性疼痛患者。

遵從性

有一些和健康行爲相關的遵從性可以直接被觀察。行車安全帶的使用就是一種可以被觀察的行爲（Robertson, 1975; Robertson, O'Neill and Wixon, 1972; Robertson et al., 1974）。在一個利用媒體宣傳對安全帶使用之影響的研究計畫中（Robertson et al., 1974），研究人員觀察一些附近地區的居民，收到來自電視各式各樣的相關訊息所產生的反應，之後進行追蹤訪問。當有人開車接近時，觀察者站在經仔細選擇過的位置，利用迷你型的錄音帶記錄器記錄駕駛員的性別、人種外觀（因爲人種本身無法直接被觀察）和大概的年齡。他們注意到當汽車經過時不論是肩膀或膝蓋都有用到全安帶，同時也記錄車號以作追蹤，並方便日後的訪問（Kelley, 1979）。這個複雜實驗的結果很清楚：媒體宣傳沒有效果。該實驗謹慎的觀察方法使作者們要對自己的結論相當有信

123 ☜

心。

有關遵從的研究實驗比較常使用間接的度量方法，去推論行爲的發生。在度量藥物治療的遵從性研究中，常研究有關藥丸的數量和更換處方的行爲(見 Cluss and Epstein, 1985; Gordis, 1979, 評論的部分)。爲了控制訊息誤傳的可能性，研究人員不會告訴受試者藥物的數量，或是嘗試確認病人不知道藥物的數量（Boyd et al., 1974; Haynes et al., 1976; Linkewich et al., 1974; Sharp and Mikeal, 1974）。其他的研究人員則合併生理性度量或訪談，與藥物數量一起度量。一般而言，以訪談方式調查藥物數量，會高估參與者的遵從度。舉例來說，Park 和 Lipman（1964）發現在一百個自認爲確實遵從抗憂慮治療的病人中，經由藥丸做爲分類依據後，其遵從度只有 57。換句話說，經生理性測試得知藥丸數量的方法被高估。舉例來說，Bergman 和 Werner（1963）發現在盤尼西林的治療計畫中，若經由藥丸數量的方法計算其遵從率有 18%的兒童確實吃藥，但經由尿液檢查卻只有 8%的兒童按時服藥。

疼痛和機能

Karaoly（1985）基於 Webb 等人（1981）的研究，建議幾種非干擾性之疼痛「產物與後果」的度量法。這些方法也常用來做為度量機能（functional ability）的方法。舉例來說，一個病人的疼痛程度，可以從他或她的手杖、鞋子或運動器材推論出來。這是因為當一個人感到疼痛時，會表現出少動和少穿些衣物的現象。有些書或文章可能建議疼痛病患如何應付疼痛。而所有疼痛的產物和結果提供了間接的證據，證實疼痛的存在和病人的機能狀況。 124☜

在一個關於有效之背痛治療的研究中，使用了幾種度量機能的方法（Cairns and Pasino, 1977），就是記錄住院病人花在走路或踩腳踏車的總時間。除此之外，也使用一種非干擾性之計算離床時間的方法。在床墊下放一個的小開關，連接到一個隱藏的記錄器以收集時間數據，記錄病人花在床上和床下的時間。明顯地，這些度量值之間具有高度的相關性，因為參與者下床後不是走路，就是踩腳踏車。這三種度量法的使用強化了研究人員的結論—機能和操作型制約有關（正面的口語增強）。這三種度量的結果都呈現同樣的型式。

有很多機能性的臨床度量應用在研究中。舉例來說，物理治療中有很多有關可動力和彈性的度量—這屬於運動度量的範圍，可用於關節炎的研究。也有機械式的設備一簡單式的腳踏車，可以同時度量運動的持續時間、成果和生理反應。由於健康狀態的臨床判斷通常有賴於觀察，因此區別健康狀況之觀察值和生理性度量的結果也就相當武斷的。

癲癇和其他少見的疾病

在一個癲癇的行爲研究中，觀察者觀察並確認小孩子在癲癇發作前和發作中的行爲差異（Zlutnick, Mayville and Moffat, 1975）。由兩個受過訓的觀察員，或一個觀察員和小孩的父母之一同時觀察小孩一個小時或以上，每次癲癇發作的頻率和發作時間。這個研究設計需要癲癇發作頻率的基準記錄，接著介入－觀察者會在小孩癲癇發作前搖一下小孩擾，並在介入後觀察其癲癇發作的頻率。

☞125 爲何需要兩位觀察者？是因爲想增加每次有效癲癇計數的可能性。因爲可能兩位觀察者對癲癇發作的計數不一致，而觀察者間一致性的度量相當重要。然而，因爲癲癇是發生頻率低的行爲，所以其一致性的估算存在著一些問題。首先，此計畫的研究人員使用一個度量一致性的標準（一致／一致+不一致的總數）。他們很快地發現，可以從癲癇不發作的時期得到完美的可信度，而有關癲癇發作不一致的重要性也因此公式而減少了。因爲，證實癲癇的一致性才是這個研究的中心目標，而檢查可信度至少需六次癲癇發作才能計算。

生理學度量

一般問題

當我們考慮生理性指標時，常認爲其屬於「硬的」數據，而有關可信度和效度，就認爲和其他的度量方式一樣。一般而言，社會科學家對於生理性度量的使用方面，並未受過良好的訓練。假如你是一位社會或行爲科學家，除非你有特殊的專家意見，否則你應該和別人合作。在健康領域的臨床醫師都受過生理性度量使用的訓練。在我們實驗團隊中扮演重要角色的是醫生和護士們，他們可以在有關度量的問題方面提供專業意見。

對臨床醫師而言，重要的是了解研究和臨床的度量標準可能有些不同。就臨床應用而言，度量只是一種工具。你關心的是某個人的實驗室診斷數據是否落在某個疾病的成立範圍內，你希望的是確認疾病的可信度，而不關心數值的準確度。而對一個研究人員而言，你想要的是一個靈敏的從屬度量，一個你可以使用的參數—就是說，數值本身很重要，而且你希望這個值具有可信度。因此，在研究中，你應使用同一種指標作重覆測試，例如血壓。並使用平均值作爲變數，因爲平均各個度量值能使這些數據更值得信賴。因爲在生理指標的度量存在許多個體差異，如果可能也合宜的話，你可以使用基準值度量，並由你的自變數出發尋找相關的變化。

☞126 與決定生理性度量效度有關的一般問題是，該度量方法對你有興趣之依變數的專一性。這個度量法所得的值是不是你所想的？舉例來說，心跳可用來做爲焦慮的有效度量嗎？或者它可能是另一種情緒的指標？有關這部分的討論會在下一個段落提到。

生理性度量結合參與者的自陳報告，能有效地增加自陳報告度量的效度。目前典型的社會心理學研究使用的是僞生理性度量——一條通往情緒反應的假性通道。參與者戴著複雜的電子裝置，且被告知這裝置可以測出人心理真正的正面或負面感覺。在這種情形下，參與者自陳報告中不爲人知的想法會增加（Jones and Sigall, 1971）。這個發現建議我們，參與者若知道會評估行爲之生理指標，將可增加其行爲自陳報告的正確性。舉例來說，在抽煙行爲的研究中，若以口水測試加上參與者的自陳報告，可能增加正確報告期行爲的可能性。

認知和情感的生理性度量

壓力和憂傷

在健康心理學中最常使用的生理學數據，是評估一個人之壓力和憂傷的程度。憂傷（distress）是一種受壓力影響的認知性情緒，是一種個人的心理反應。而生理性度量可以評估體內器官或系統的運作功能（例如，呼吸、肌肉張力），生化度量則可評估內分泌系統的活性（例如，兒茶酚胺和腎上腺皮質酮的分泌；Baum, Grunberg & Singer, 1982）。情緒的特性（生氣、焦慮、性興奮等）擇無法利用生理性指標決定。舉例來說，以估計肌肉緊張度做爲焦慮的度量並不明確，因爲心理生理反應和的心理或行爲狀態並不相關（Cacioppo, Petty & Marshall-Goodell, 1985, p.289）。 127☜

在社會心理學中，另一個典型的研究來自 Schacter 和 Singer（1962），他們證實情緒可能會因爲背景提供的判斷線索不一而出現錯誤的醒覺（arousal）反應。腎上腺素（epinephrine）是一種可以增加個體醒覺反應（包含心跳）的藥物。在此實驗中，只有一些人被告知該藥物的典型反應。之後所有的參與者都以一種有趣地方式影響著彼此的情緒。沒有告知過的參與者和給予錯誤訊息的參與者，都比能夠解釋其醒覺是來自藥物副作用的參與者感到陶醉。另一平行試驗則引起個體的生氣反應。因此，曾有爭議認爲，情感經驗決定於兩方面：生理醒覺和對該醒覺反應的解釋。在這個例子中，只期望以度量醒覺反應就能偵測情緒感覺，就跳過了情感經驗過程的一個重要部分。

兒茶酚胺（catecholamine）分析法是一些研究人員用來度量壓力的。「在尿中或血液中的兒茶酚胺濃度上升做爲壓力的可信指標」(Palinkas, 1985, p68)，這一個論點曾受到爭議。假如研究主題爲憂傷，也可以使用這樣的度量方式明確地推論出結果。至於有關使用兒茶酚胺作爲評估的細節，不在此次的討論範圍中。Baum 等人（1982）提供了更詳細的討論。然而一些有關可信度的問題值得注意，因爲它們提供了有關生理性度量問題的例子。影響兒茶酚胺的因子有兒茶酚胺活性的程度、是否攝食咖啡因、酒精或是抽煙，而這些影響必須在數據解釋的部份討論。日週期和生物週期律動也會影響其分泌，所以在收集數據時，要控制在固定的時間。由於個體差異很大，所以如果可能的話，最好度量個人的基準值。對尿液評估而言，保存和冷藏也很重要。兒茶酚胺在血漿中的濃度變化也很大，因爲兒茶酚胺在血液中的半衰期很短，只有不到一分鐘，所以想在血液中得到正確的數值會相當困難。

從生理性指標修正推論，合理的辯證是利用特定額情感反應且沒有出現其他因素。對常見的變數作多項操作（如，不同的指標）可以幫助效度的建立。舉例來說，讓我們思考一個實驗，實驗組是在一個外科手術前給予參與者足夠的感覺訊息，使其在手術過程中有所期待；而控制組則沒有接受這樣的資訊。若心跳、血壓和呼吸在實驗組都呈現下降的情

形，而在控制組則呈現持續性醒覺的狀態。可推論在實驗組呈現之憂傷降低的程度，會比只使用單項度量更具說服力。 128☜

行為的生理性度量

生理性指標常被用來評估遵從的多種面向。當我們對某種行爲，像是節食產生興趣，要記住體重的減少只是節食的間接證據。只有從關於進食或運動的行爲可以推論節食的結果。

抽煙

抽煙行爲的生化指標，包括硫氰酸鹽（thiocyanate, SCN）、呼出氣體之一氧化碳（carbon monoxide, CO）濃度、血液中一氧化碳血紅素（carboxyhemoglobin, COHb）濃度、血中或尿中菸鹼（nicotine）的濃度和血中、尿中或唾液中cotinine 的濃度。Bliss 和 O'Connell（1984）對於這些度量的使用提供了很好的概論。而有關這些指標的概念將在下一段落討論。

硫氰酸鹽是最常使用的生化指標，因爲花費低、半衰期長且測試方法簡單。硫氰酸鹽可從血液、血漿或唾液中檢驗出來。傳統上，建立反應終止點可以決定抽煙行爲的禁斷。曾有無數的研究結果發現，抽煙者和非抽煙者對硫氰酸鹽的反應有重疊—僞陰性（指受試者是抽煙者但未被測出）從 5% 到 19%，而僞陽性（非抽煙者的卻出現陽性反應）則從 2% 到 19%。Bliss 和 O'Connell 提到一些有關此度量的障礙，例如，硫氰酸鹽對煙癮輕微者的檢測效果不佳。雖然此法最大的好處在於硫氰酸鹽半衰期長，在人體中的代謝速率慢，仔細檢閱從前的文獻可知，半衰期約爲一天到超過兩週。因此，暫時禁煙的抽煙者，可能會呈現僞陰性。硫氰酸鹽的最大缺點是容易受到其他因子的影響而呈現僞陽性，像是唾液流量的不同、飲食狀態（含有花椰菜、甘藍菜、扁桃等）、工作場所有氰化物的存在，或是性別都可能影響到硫氰酸鹽的代謝速率，因此產生僞陽性。

其他有關抽煙行爲的度量法則有更嚴重的問題。根據 Bliss 和 O'Connell 的說法，COHb 和 CO 的半衰期都少於四☞129小時，以致於戒煙會使檢測無效。Cotinine 則敏感性較佳（低僞陰性）且具專一性（低僞陽性），但檢驗費用卻比硫氰酸鹽昂貴。煙中的尼古丁含量會影響到 cotinine。

Bliss 和 O'Connell（1984）建議，應該聯合生化指標和參與者的自陳報告一起做研究。當出現差異性時，可再加上第二種生化指標，例如，使用硫氰酸鹽作指標時可配合使用 cotinine 作爲第二種指標。

體重控制

身體的組成可提供行爲效應的間接性評估，例如飲食和運動。Stewart、Brook 和 Kane（1980）提供了一些有關過重情形的度量。所有關於體重或脂肪組成的度量法，似乎都和健康狀態有關。

皮下脂肪厚度的度量，可爲有效的體脂肪組成指標。皮下脂肪厚度量測三個地方，且使用公式計算體脂肪的百分比（Siri, 1956）。由一名評訂等級者一再重覆測試，以建立測試－再測試的可信度，且各評等者之間的可信度也須建立（Dickson-Parnell & Zeichner, 1985）。

若已經度量了體重，這些標準或分級的可信度是有必要建立的。相對體重可能比真實的體重更適合使用。相對體重是個人體重和平均體重的百分比，而平均體重則是根據年齡、性別和身高而來的。常常利用市民生命表以決定有問題的可信度的平均體重（Stewart et al., 1980），而國家健康檢查調查是一個更好的來源（U.S. Bureau of the Census , 1985）。

另一項計算相對體重的選擇是，計算體重和身高的比，這種方法稱爲體質量指數（Stewart et al., 1980）。對男性而言，最有效的指數是體重除以身高的平方，對於女性而言，則是體重除以身高，或是體重除以身高的 1.5 次方。不過，這些指數並沒有考量到骨骼的架構或肌肉組織，因此有些人可能計算後呈現出過重的現象。有一種比較體質量指數的方法是評估其獨立於身高的程度。

藥物的使用

對於評估藥劑使用的遵從性和物質濫用來說，生理性指標可能比較有用。明顯地，這些專一性物質決定了指標的特

性，但因爲數量太多了，不可能在這裡一一介紹。以下舉例說明其度量方法的問題。 130☜

以參與者的血液樣本做血漿評估，無論參與者是否有吃藥都可以提供正確的資訊。然而，各種藥物的吸收速率或代謝速率都不同，所以抽取血液樣本的時間就顯得很重要。體重和其他因素可能影響到度量。這樣的評估方式，不但耗時、花費貴且具有侵入性，若研究計畫需要這種評估，參與者多半不願接受。

尿液評估也可以直接提供是否有吃藥的證據。再次地，了解藥物的吸收和代謝決定了評估的正確性（Cluss & Epstein, 1985）。

關於遵從性的研究，常使用在藥物中添加追蹤劑並透過尿液檢驗的評估方法，因爲這種方法不但簡單而且花費少。不過有很多常見的藥物治療無法做藥物評估。核黃素（riboflavin）因花費少且不具毒性，符合理想追蹤劑的需求，所以常被用來做爲追蹤劑。因爲其存在於很多食物和非處方的維生素中，所以若沒有考慮到其他來源時，外在的攝取會使其指標性失效。有一連串正在進行的研究以評估核黃素尿液紫外螢光測試的正確性（Dubbert et al., 1985）。假如核黃素的使用劑量超過 50 毫克時，同時觀察者應該要受過訓練知道如何配合觀察步驟採集樣本，這樣一來，該測試才具有信度和效度。不過只可在使用 8 小時內評估。

健康狀態或結果的生理性度量

生理性指標是一個有關健康資訊的重要來源。可能是健康專家們感興趣的一個依變數。在思考健康狀態是否與你的依變數相關或適合作爲依變數時，然而你需要再想想你的自變數或處理是否有效到足以影響健康狀態。假如你預期經由行爲或情感間接對健康狀態發揮作用，你應該度量此介質和最後的健康結果以完整地測試整個經過。

爲你有興趣之健康／疾病議題選擇一個最適合的生理性度量法是很重要的。如果你沒有技術性的專業知識，你應該下定決心去探詢。「每月疾病」是一本很有用的期刊，每個月提供和疾病相關的深入資訊。

131 ☜

死亡率（mortality）—死亡是一個很有力的依變數。然而，在大部分的情形下發生率太低，以致於需要很多樣本數才能有效地測試出不同群體間的死亡率。雖然，死亡報告書中有關死因的效度有很多問題，但在大部分的情況下，其實具有高度的可信度和效度。

由於死亡的發生率可能很低，你可能會轉而注意年存活率。對很多疾病而言，資料數據是以存活率，或是致死率呈現。這些可以用來當做一個基準，以比較你的樣本或是做爲群體間的比較。

致病率（morbidity）—全面的生理檢查包含完整的生化檢驗和心電圖，以作爲提供疾病狀況最有效的指標（Palinkas, 1985）。不過，對大部分的健康專家而言，關於有效診斷的判定，和疾病的分類有很大的問題（Kaplan, 1985）。

血壓—因為相對於其他度量法而言，其度量是很簡易的。所以在有關健康心理的研究中，最常用來作為生理指標。典型的做法是取三個讀數，再計算出平均值以增加可信度（Palinkas, 1985）。當然，血壓值是高血壓研究的主要度量。然而可信度會是一個問題—因為在不同的研究中，其數值變化從 140/190mmHg 到 160/195mmHg 都有（McQueen and Celentano, 1982）。

疼痛—疼痛的生化學和神經生理學，是疼痛度量範圍的六個焦點之一。其傳統評估的指標是心跳、血壓，而皮膚的傳導已經證實其可信度不一致。目前比較新而可期待的是生化分析（Terenius , 1980）。

肥胖—我們已經討論過如何度量體重，及其適當的指標。但沒有一個可接受的臨界點去決定肥胖的定義（Bray, 1979）。其主要的指標有動力指數、相對體重和皮下脂肪厚☞ 132度。目前並不清楚明顯超重對健康有何不良的影響，因此其定義有點武斷。

摘要

觀察是評估行為的直接方法。雖然許多變數是無法觀察或是難以觀察的，但觀察者本身也有偏見。系統化的觀察由決定觀察的種類和系統開始。觀察本身也會影響被觀察的行爲，我們討論了一些比較不具干擾性的觀察方法。使用不同觀察者間的一致性來評估結果的可信度。對觀察結果推論的程度，會影響到數據的可信度。認知和情感的觀察則以憂傷和焦慮爲例子來討論。行爲的度量則以疼痛行爲和遵從度爲例子。關於健康狀態的觀察度量，則討論疼痛和機能，以及癲癇和其他不常見的事件。

生理性度量常被視爲「硬的」數據，其中也存在一些可信度和效度的問題。度量結果常需要重覆度量以增加其可信度，而且在觀察度量時，其推論結果的程度也會影響效度。以壓力和憂傷的觀點，討論認知和情感的生理性度量，舉例說明其效度的問題。一些常見有關憂傷的生理性度量，包含呼吸、肌肉張度以及兒茶酚胺和腎上腺皮質酮的分泌。然而，各種情緒可能都會影響這些度量的結果，並且還會依背景線索做反應。其他完全不相關的因素，也可能影響內分泌激素的活性。有關行爲生理性度量的例子，有抽煙、體重控制和藥物濫用。健康狀態的生理性度量，是臨床醫學的基礎。一些研究的例子，包含死亡率、致病率、血壓和肥胖。在一個研究計畫中，生理性度量的使用需要徵詢專家的意見，研究人員也需要熟悉這些度量方法。

習題

1. 計畫一個觀察醫生和病人之間互動情形的系統。包含口頭和非口頭的傳達。之後選擇一個有關醫學的電視節目，並由兩位至三位觀察者，評估醫生和病人間的互動關係。計算觀察者間的一致性。

☞ 133

2. 收集十個人的身高和體重的資料。比較他們的絕對體重、相對體重和動力指數。依據這些不同的度量方式，如何改變個人在群體中的分級？

9

研究計畫的執行

你已選好你的背景、你的問題、你的設計、你的樣本和度量方法。假如你的研究計畫是實驗性研究計畫，即使你已經決定了你的過程和操作，或是決定好實驗組和控制組，距離執行研究計畫還遠得很。你需要列出計畫步驟、這個計畫如何確實地執行，以及如何探索、如何修飾那些步驟。即使如此，你仍需要做許多決定。計畫終於進行後，你仍需隨時做好準備，以防萬一發生，或出現威脅效度的因子，或是有意外的收穫。在本章，我們將討論如何設計實驗介入法的過程、如何設計問卷或是進行訪談、如何建立研究計畫的各步驟，以及當危機發生時應該如何處理。

134☜

設計實驗過程

當你想將你的想法或概念，轉爲實驗研究計畫時，有一些事情需要去做。最重要的是執行計畫的一貫性。除非你的參與者已確實執行測試，如此一來則無須再測試一次。最危險的情況是，你已無法確實控制事情的進行，或無法控制場面，整個計畫就可能產生系統性的偏誤。範例 9.1 是在評估一個 BSE 的研究過程中，可能產生偏誤的因素。

範例 9.1　選擇提醒系統

在第一個 BSE 研究中，其中的一個步驟，就是給一半的參與者每個月寄一封提醒函，提醒她們完成 BSE，而另一半參與者則沒有收到此信，以此比較她們的遵從性（Grady, 1984）。我們衡量電話和郵寄信的正反兩面，來幫助我們決定如何執行提醒系統。

☞135

電話回覆有一個好處，就是能夠確定連絡到參與者以及實驗的進行。然而也有一些缺點，例如，遇到參與者不在家時，需要多次的電話連絡。或是電話線不夠用。或可能遇到參與者家中其他成員或小孩子接電話，而常常沒有將訊息傳達給參與者。這些困難，可能因不同的族群而有不同的分布。舉例來說，年輕的職業婦女可能比已退休的婦女還難連絡。暴露於研究過程中的一致性，可能造成我們無法控制的系統性偏誤。另外，還有一個很實際的問題經費就是機—在一般時間內打電話，和晚上打或是週末時的計費方式不同。

而使用提醒函的方式有一個優點就是，處理簡單。量大時，信函容易準備且方便寄出。不過也容易產生偏誤。因為一般人，特別是忙碌的人，通常不會馬上打開他們的信件。因此，這封信就無法達到提醒功能，除非參與者收到這封信且看過信的內容。明信片可以解決這些問題，但卻可能揭露參與者的隱私。因為郵差或家中其他成員可能看到明信片的內容。我們利用明信片的設計來解決這個問題，譬如，明信片上只放一個搶眼的黃色圖樣，「保持連絡」的字樣環繞著一隻手，除此之外沒有其他訊息。以此作為研究計畫進一步的暗示記號。在一堆信件中，這張名信片會顯得十分突出，且只會對參與研究的婦女產生意義—她會知道這是 *BSE* 的提醒函。

在範例 9.1 中，我們選擇很簡單的方式（提醒或暗示）確認測試過程的執行（明信片）。比較複雜的方式在實驗執行前，需要比較多的考量和解決問題的方法。其他的想法則除了執行的一致性和簡便性，還包括反應負擔和倫理議題。在評估反應的負擔時，會參與者的健康狀況和教育程度。是否參與者能了解且配合實驗的進行呢？和倫理道德相關的問題，可能會危害到參與者（見第五章）。對 BSE 而言，使用明信片提醒的方式，牽涉到的隱私問題，就是一個倫理道德議題。尤其是在執行計畫時，是和很多不同種類的人一起測試，要注意在測試過程中，是否有攻擊的意味、冒犯或文化隔閡。之後會再提到前置試驗，就是要測試這類意外發生的效應。

☞136 操作過程的查驗

確認過程或測試的執行是很重要的。尤其當你想了解為何結果與預期的答案不同時，更需要這一類的資料。常用來測試是否執行操作的方法，是在研究計畫準備結束時，問參與者問題—操作檢查。可以預期的是，人們在不同的情況下，對問題有不同的反應。我們曾做過一個實驗，有關操作執行的查驗，發現了一個意外的結果。其敘述在範例 9.2

範例 9.2 檢查操作過程

在一個有關手術資訊和選擇對復原之影響的研究中，我們在最後的訪談設計了幾個問題，以測察病人是否接收到適當的測試過程。我們分別問了一些問題，有關是否接收到所提供的訊息或選擇權，對做了選擇的病人，我們期待他們會對會對兩個問題都回答「是」，對獲得訊息組的人則期待他們回「有收到訊息」，而期待控制組的人對兩個問題都回「沒有」。在問問題之前，我們設計了一個填空項目，這是一個每個人都應該會答「是」的題目。因為反應者常覺得你想要他們回答「是」，所以有時候在開始就讓人回答「是」會很有幫助失，受訪者可能在面對之後的問題就可能會比較自在地回答「不是」。而這個填空項目—「你是否有參與這個研究？」在 127 位病人當中，有 14 位病人説在住院期間，不覺得他們曾參與過，即使我們的護士曾拜訪他們五到六次之多，而且所有的工作人員都配戴著紅白相間印有「醫療照護研究計畫」字樣的徽章。這件事提醒了我們，醫院裡有很多事同時進行，以致於很多人會進出病人的房間，使病人感到壓力，因此研究操作必需很有震撼性足以發揮長期的持續效應，有時候甚至要主動告知參與者。

從這個試驗你可能發現到，並不是在樣本中的每一個人都會受到測試。因此，可以理解爲何會只針對受影響的成員測試你的假設。但是，需要小心謹慎地在研究報告中註明你如何選擇該次級樣本組，以及做了這樣的選擇可能爲結果分析或解釋造成什麼樣的偏誤。舉例來說，在一個有關 BSE 報酬效應的研究發現，外在報酬（如，參加抽獎）優於自我報酬的實驗組和沒有報酬的控制組。不過，在自我報酬和沒有報酬的這兩組間，則沒有任何差異性（Grady, odenow & Borkin, in press）。然而，操作過程檢查的結果發現，只有一半的參與者確實嘗試回報自己。分析這些自我回饋的參與者發現，大部分的人就像外在報酬組一樣遵從指示。在這個研究當中，對於自我報酬這一組有兩個結論：只有一半的女性接受，而一旦接受後，所發揮的效應和外在報酬組的女性相同。這兩個結論都需要陳述此介入法產生效果的全貌。

137☜

設計你的工具

凡是牽涉到和參與者接觸的研究計畫，都需要表格或工具輔助以收集數據。如果需收集的資料不是很多，或是要收集很複雜冗長的資料，最好找一種可以使用方便，但有一定格式標準的工具以簡化研究計畫的執行，及之後的數據管理和分析。即使你只是爲接待員設計一頁預約紀錄，甚至比較冗長的表格，其中都需要列出基本項目：

計畫名稱：包含整個研究計畫的全名和研究單位的地址。

電話號碼：提供研究參與者可以查詢的電話。這個項目和數據收集一樣重要。人們有權在研究進行的任何時間打電話詢問有關計畫的問題。同時，參與者可以藉此告知研究人員有關數據收集的難題。

參與填表者的身分：應包含訪談人員和受訪者的資料，假如是問卷調查，則應收集回應者的資料，若有觀察者參與其中時，也應包括觀察人員的身分資料。

填表時間（包含年份）：這個項目經常被遺忘。但是不久之後卻會有相當的價值。現在你認為自己永遠不會忘記何時你做過某某計畫，但可能某一天你就是忘記了。若是忘記與年代有關的數據，可能就會成為研究的偏誤。

填表說明：這部分要儘可能簡單明瞭。不要使用太多的贅字。長篇大論會讓人們跳過那一段，而同時也造成他們漏看了應該知道的重要部分。 138☜

訪談

很多好書都提到有關訪談的技巧和架構（譬如說 Lavrakas, 1987,本系列叢書）。假如你的研究以訪談爲主，你應該參考相關的書籍。在這裏我們將回顧一些訪談的基本原則。提供有關訪談架構的基本概念。

訪談是由一個結構式的對話所組成。當一位訪談人員和受訪者坐下來開始對話時，基本上這就是一種社交形式。所有平常的社交禮儀都適用。當訪問開始進行時，訪談人員應將社交禮儀謹記在心。整個訪問過程應盡可能維持自然。這兒有一些維持良好對話氣氛的技巧：

1. 介紹你自己，並解釋你即將進行的事：你的對話可能這樣開頭「瓊斯女士，你好！我是史小姐，是醫療照護研究計畫的工作人員。我們想請您有關您的健康狀況和您的背景資料，另外還想了解您對醫療照護的看法。整個訪問過程大約會花您二十分鐘左右的時間。」
2. 從參與者的角度開始對話：試著想像在訪問一開始時，參與者可能會想些什麼。他們爲什麼會在那裏（在醫院的病床上、診所中，或在家裡和你通電話）？還有正在做些什麼，以及他們對於這個研究的了解有多少？你可能可以從這樣的問題開始「爲什麼您決定參與這個研究？」假如參與者是位病人，你就可以從一些有關健康的問題開始，像是「您今天感覺如何？」或是「您已經生病多久了？」不要從比較困難的問題，或是令人感到尷尬的問題開始。參與者多半不願意被問到有關年齡、收入或宗教的問題。假如你太早提到這些問題，可能會吃閉門羹。最好把這些問題放在訪問的最後，可以減少問題的發生。

3. 使用淺顯易懂的話來敘述你的問題：嘗試不要使用專業用詞或是太長的字，如 responsibility（負責任）似乎是個易懂的字，但卻是有六個音節。這個字詞可以用「你來決定」同義。假如你必須使用專業用語，最好對參與者解釋它們的意義。舉例來說，「你是否有一位初級醫療照護醫生，我的意思是一位負責一般醫療照護需求、健康檢查、感冒等等的家庭醫生？」

☞ 139

4. 流利地將話題從一個主題轉到另一個主題：以各個健康主題組成你的訪問架構。舉例來說，將健康狀況評量表與其他健康問題放在一起。然後，將主題組織一下使談話內容流暢。主題的轉換是必要的。舉例來說，「接著我想要問你一些有關……的問題」爲訪談人員設計這部分時，應儘量避免長篇大論。再次提醒，這是一個對話的過程。理想的訪談情形是，受訪者說的話比訪談人員多。人們通常無法長時間地聆聽一篇過度詳述的演講，更別提了解其中內容大意。另外，強記的演講內容，聽起來會使人覺得冷漠做作，因爲音調或聲調沒有抑揚頓挫，或是感覺很零碎散雜。

5. 注意你的回答形式：明顯地，如何用言語表達你的問題相當重要。不過如何表達問題的答案（即回應的形式）也同樣重要。你的問題中可能有些答案是以評分的形式表現。爲了建立訪談工具，你可能無可避免地要使用某一種評量表（見第七章，在自陳報告的部分提到何時與如何修改已知的評量表）。在各主題中，將類似題型放在一起以減少說明的篇幅。假如你要設計一些你自己的評量項目，你可以從前後的評等表選擇類似的回答型式，或者你可以選擇自己的評等方式。而有些評等法對回應者來說是比較熟悉的。舉例來說，由 0 到 10 的評等標準可能會比從 1 到 7 的分法容易了解。假如你使用三等級的評等法，最好使用這幾個字（如從不、有時、總是）而不要使用數字。

6. 使用回應卡：假如你的評等表很複雜、使用較少見的等級劃分或是很多等級項目很多，你提供受訪者寫面的回應卡。因爲你無法期待受訪者記得如此多的項目，或是「5」代表什麼意思。你也可以在問到一些可能令人感到尷尬的問題時，像是收入，使用回應卡就是一個很好的方法。可將有關收入的分類標示在回應卡上，用字母或符號區分。訪談人員可將這些卡片交給受訪者，並說，「指出表示最接近你家現在收入的字母。」即便是使用回應卡，訪談人員仍要讀出這些回答的分類。記著一點，有些人可能是文盲，有些人可能有視力問題而無法閱讀。

☞140 7. 不要使用不必要的分類：有時候分類有助於訪談調查，但有時候會增加訪談時的複雜性。如果可能，使用一個數字的回答方式比數字分類好用。舉例來說，像是「去年你曾做過多少次 BSE？」這個問題，只要以簡單的數字而不要使用分類，如「未曾」、「有時候」、「很少」或是分成「0~3 次」、「4~6 次」等。這樣不但可以節省訪談時間，而且對數據的分析而言比較有彈性。

8. 爲過渡、探索或周全的緣故使用開放式的問題：有時候有些問題可能會引起參與者的痛苦反應或是難以啓齒，如受訪者可能患有癌症，或是最近有親近的家庭成員去逝。若只紀錄該事實並繼續進行訪談不但不禮貌，有時候也太無情了。開放式的問題爲參與者提供一個發表意見的機會，同時也爲順利地進行下一個主題做一個轉折。開放式的問題也可以在你真的不知道該如何分類答案時提供前置探索的機會。

9. 最後記得道謝：你應該感謝受訪者，因爲他們幫了你一個忙。若沒有受訪者參與的意願，你永遠都無法進行社會或行爲研究。在結束訪談時，以正面且樂觀的態度感謝他們，重申所提供的資訊非常有幫助而你非常感激他們。

問卷調查

問卷調查或調查本身就是訪談的翻版。在整個過程中，應隨時記得合宜的社交禮儀。就像訪談一樣，問卷調查應該從回應者的角度開始，讓人明白問題的意思，流利地就像是結構式的對話。你應該避免太長的語句或解釋，儘可能使用簡短的說明，因爲回應者很有可能會跳過不讀。標題可用於突顯主題，而不是像在訪談中以一句話來表現。舉例來說，「健康問題」可以取代「現在我想要請問您一些有關健康的問題。」 141☜

爲訪談提供的建議反應形式，也同樣適用於問卷調查，只需要稍做修正即可。以主題將問題分類，在主題內則以反應形式分類。你必須應用一些常識：評等的問題若有一頁以上，可能會使回應者感到無聊或厭煩，而且回應者可能會習慣作答的模式，總是回答「是」或「不是」。問卷的設計最好能吸引人的目光，這樣一來才能一直捉住回應者的注意力，並清楚的作答，使問卷調查能順利進行。

對問卷調查而言，所需的一般社交禮節不像訪談那樣嚴格。你並不需要提供開放式的問題，因爲評論與意見可留在問卷調查的最後一部分。當你不知道回應者的可能會做什麼樣的分類時，你就需要以開放式的問題進行前置調查。很重要的是，在問卷調查的最後要向回應者道謝。至於更詳細的資料請見 Fowler（1984, 本系列叢書）。

建立研究步驟

對於如何進行研究計畫，有無數的決定要做，以及決定如何組合這些步驟。並要考慮那些人該處理那一部分的工作，以及何時何地該完成工作。

誰

在你的研究中，誰該負責執行度量？誰該參與整個研究介入法的進行？若是有關醫療照護機構的研究計畫，你可能要考量到一些限制條件。在某些情形下，受過良好訓練的人力是很重要的。例如護士可以參與研究計畫的進行，或是提供有關醫療照護的資訊。舉例來說，在外科研究中，實驗過程牽涉到有關手術的選擇或資訊，都需要護理人員參與執行。他們在醫療照護方面有適當的知識可以和病人互動。他們的參與也會增加研究計畫執行的額外效度。因為我們希望可以控制研究計畫的進行，所以我們傾向選擇自己團隊的護士參與研究計畫，而不是醫院裡的護士。結果，參與研究的護士就不多，所受的訓練也減少了。研究計畫的工作目標並不是要擠進原本就很忙碌的醫院業務，那是我們護士的工作。在其他情況下，醫院的員工是較方便且經濟的選擇。在☞142上述兩種情況下，研究計畫工作人員的參與和訓練是相當重要的（這一部分在第二章討論過）。

對於決定誰該收集數據，可能研究計畫的安排和實際執行的考量會有所衝突。因爲，操作實驗的人可能會微妙地影響實驗結果，所以可能的話，收集數據的人最好並不了解實驗的情形（Rosenthal, 1976）。（對這樣的情況，習慣的說法是「盲目」，但因爲這樣的說法可能有點冒犯，所以我們將使用「不知不覺」這個說法）。因此，在外科手術的研究中，我們決定由不負責執行操作過程的人來收集病人的資料。因爲病人的照護與研究內容無關，所以我們採用應屆畢業生扮演這樣的角色。事實上，由病人的敘述可知，並不是所有的收集人員都不知道實情，但是研究計畫中的工作人員，並沒有彼此交換資訊。在範例 9.3 中敘述一個使用同一個人做兩件事的方法。

範例 9.3　控制實驗偏誤

BSE 研究計畫包含 BSE 教學（通常具有臨床功能）與訪談，這些工作最好都由受過研究訓練的人來執行，對於結果的解釋也是。於是該研究決定，與其聘請一群有臨床經驗的人再指示他們有關其動作對研究可能造成的微妙偏誤，還不如聘請不懂 BSE 教學的外行人來做研究助理並訓練其成為 BSE 講師。由於研究助理可能會因為了解實驗對象的分組狀況而影響 *BSE* 教學。所以教授的方法及其產生的 BSE 學習效果，在不同的實驗條件下被視為常態就是很重要的。舉例來說，工作人員知道研究計畫的分組，可能教控制組的人教得比較清楚，因為研究助理知道這些女性在整個計畫進行中將不會再受到幫助；或者可能教得比較少，因為研究助理接受該研究假設，認為控制組的女性遵從度較低。因此，就要設計一個步驟使這些研究助理無從知曉實際的分組情形，直到教學課程結束後。所有的計畫資料，包含與實驗分組相關的資料，都分別放置在工作人員的信封裡，並將身分識別碼隨意分配至各組。在教學過程中，這些助理知道每個人的身分識別碼但不知道其分組。在教學結束之後，若參加 BSE 教學的女性同意參與研究，則打開信封即可知道個人的分組細節以及相關的研究說明。這個步驟也同時確保研究人員不會因實驗分組的不同而以不同的態度執行研究計畫的要求。

☞143

何時和何地

數據應該在手術前還是手術後收集？應該在早上打電話還是下午打？減重計畫應該安排在夏天還是冬天？數據的收集應該在臨床門診時進行，還是分開來？實驗的設計或實驗的問題會影響決定進行研究的時間。計畫的其他部分則受限於實際狀況。不過，檢視這些決定的含意仍具有一定的價值。整個療程所花費的時間、一天的時間、季節的變化等，都會影響參與研究的人與其配合度。在門診時所發生的事可能會影響參與者的能力或動機。假如時間點可能影響到你的數據，而你無法修正該步驟以排除影響時，你可能要將這個時間因素視爲研究中的一個變數，並記錄每一位參與者的進行研究的時間。假如時間是一個常數，你可以在結果部分討論其影響並考慮其一般作用。Kelly 和 McGrath（1988）爲本系列叢書提供了一個有關研究之時間點的深度討論。

研究計畫應該在那裏進行？應該在那裏與參與者訪談？在辦公室、在家裏或是任何可以接觸到參與者的地方。當你的研究中須度量血壓時，進行的環境中是否有些事物可能影響血壓的上升？或在研究進行的環境中是否有使參與者感到不自在的因素？簡而言之，就是指在進行研究中，任何可能影響參與者之動機、能力和健康狀態的事物。假如你認爲有這樣的影響因素，而且無法修正這個問題，你可能要將其視爲實驗中的變數或限制，並納入結論中討論其所造成的影響。

如何

如何進行研究是要做出無數決定的，而許多決定具有研究特異性。常見的問題是選擇如何訪談和問卷調查，或是如何增加郵寄式問卷的回應率。這裡有一些做決定時的基本考量。 144 ☜

若考慮到員工的工作時間，則訪談會比問卷調查花費更多。同時，問卷調查的執行也比較便宜且方便，但是其數據品質就比訪談差多了。參與者可能會跳過問題不作答或是弄錯作答方式、誤解題意等等。若讓訪談人員紀錄調查性開放問題的回答，通常會比較清楚。問題的回答形式或後續問題太複雜（如，若問題 24 中，你的答案爲「是」則跳答問題 25；若答案爲「否」則跳答問題 26。），有時候讓受過訓練的訪談人員來做效果會比較好。換句話說，簡單句型的反應模式（如，真假人格調查）以問卷調查會比較容易進行。應以研究之特殊需求的觀點去衡量開支的問題，以及所需之數據品質與種類。

有時候訪談會和問卷調查合併使用，以收集不同形式的數據。舉例來說，有一份爲期一年的 BSE 研究，就使用問卷調查來收集有關生活態度和壓力的數據。有關生活態度的項目反應在拉卡特型量表（Likert-type scales），與循環數字的使用有關，其評估方法不但容易執行，且其分類方式也可以直接看出來。生活壓力的度量則以 103 項事件簡單地確認參與者過去一年來發生過的事。若在訪談中大聲念出這部分所有的項目要花費很長的時間，所以，我們採用郵寄問卷的方式進行。郵寄的問卷會經由電話追蹤的方式以收集更多更詳細的資料。因此，這種綜合式的做法是配合數據形式之需要，而採用兩種方法以得到高品質的資料。

這裡有一些可用來增加郵寄問卷回收率的標準方法（有關郵寄問卷或電話調查建議的一個來源是 Dillman 的著作, 1978；還可參考本系列叢書中 Fowler, 1984 的著作）。最重要的是，問卷應儘可能看來簡單易做。不但要簡潔，版面設計也很重要。版面應該要清楚易懂，設計編排的方式要清晰且吸引人。最好事先準備回郵信封，以方便參與者寄回問卷。其次記得附上感謝函。我們的研究人員曾經填寫過一份八頁有關麻州春田之文化生活的問卷，只因爲看到說明頁的某處寫著：「照亮你認識的一個孩子的一天」。在一份 BSE 研究中，我們曾在最後的問卷（可能是回收率最小的問卷）中附

☞145 上一張一元的紙幣，當做「一個很小的報酬，感謝你曾慷慨地提供我們資料」。在一個風濕性關節炎的研究中，曾附上一隻筆作爲填寫問卷用和報酬。

說明文字或說明書也很重要。它應該以註冊圖樣放置於信封上。舉例來說，「醫療照護研究計畫」的名稱與地址放在一起。儘可能讓問卷信函看起來像一封私人信件，而不是制式的信件。說明的文字或說明書應簡短（最好不超過一頁）且包含所有的要素：簡短地敘述研究目的、計畫對參與者的重要性、參與者如何被選出以及取得有關研究計畫進一步資料的方法。說明書的目的，在請求參與者的參與，並讓他們了解他們的參與是多麼珍貴。

然而，增加回應率最重要的方法是透過追蹤。我們曾經做過估計，每次追蹤約可再增加之前回應率的一半。在寄出問卷一週後，寄給每位參與者一張明信片，內容寫著「謝謝您的幫助。若您尚未寄回問卷，請回覆問卷。」因爲只間隔一週，所以沒有回應的人不會有罪惡感，而且可能很樂意回覆；而有回應的人則收到我們對他的感謝。大約三週後，我們建議只聯絡未回覆的人。可能是一封信或是一張明信片，再一次請求他們協助，並提供所有問題的答案。三週之後，再寄出一封語氣更強烈的信，反覆地敘述第一封信所提到的事，並再附上一份問卷。在大部分的情況下，追蹤聯絡的次數依你的研究而定，決定於每次連絡後引出回應的成功率。

前置實驗

當你已決定好對象、時間、地點以及如何進行你的研究計畫時，你應確認你的步驟是否有疏忽或出錯的地方。可經由角色扮演開始確認。舉例來說，彼此為對方做訪談，確認時間和其中的流程。試著自己誠實地回答問題，之後試著假☞146設自己是患有某些疾病的參與者，揣測參與者對研究的可能反應。你可能會在當中發現一些問題，例如格式可能需要修改，或是有遺漏或疏忽的地方。修正之後，再進行一次角色扮演。

研究的各方面都需要確認。在 BSE 研究中，需要個別指導參與者如何進行乳房自我檢查，而這個指導過程應該要演練過許多次。這樣的演練，不僅可以指出問題所在，同時也給三位老師一個機會，學習教學程序及如何調配其教學風格。

應儘可能地增加角色扮演的真實性。應確認研究環境的適當性。在之前的 BSE 研究範例中，訪談應該是在預定的地方，而教學過程也應該在預定的地點完成。噪音和其他使人分心的事物、缺乏隱私，甚至室溫都可能影響你計畫好的研究步驟。

當你從研究的觀點看待計畫步驟，若感到滿意了，就應先模擬一次小型的試驗。試驗參與者的選擇條件應儘可能與正式實驗的參與者一樣。在試驗過後，討論試驗過程的細節以做修正。如此以了解你的度量方法是否能使人理解，其次，了解你的操作過程是否可以得到預期的效果，以及是否有冒犯到參與者的地方，或是那裡還有未知的缺點。因為試驗的工作並不是正式的實驗，而且通常是不公佈的，所以你可以在進行的過程中改變你的步驟。不過，一旦計畫真正開始後，就不能再更動研究步驟。

當研究進行時

在研究進行時可能會發生很多事，並影響研究結果。而就研究的觀點來說，其影響可能是正面的，也可能是負面的。正面或負面的影響並不如可能產生無意義的結果來得嚴重。面對難題的反應可能有很多種形式。你可以只是在你的研究報告某一段方法中，或是在解釋結果的意義時提到一些。你也可以改變實驗的步驟，並捨棄之前所收集的資料重新來過。或是你可以再增加一個變數，並分析討論這個新變數的影響。你也可以收集額外的數據。在本節中，我們將考慮三個在研究過程中可能發生的問題，以及其不同的應對之道。

147 ☜

大眾認知的改變

1985 年的 7 月，因為雷根總統被診斷出患有結腸癌，而後經過媒體的大肆宣傳後，增加了大眾對結腸癌的認識，甚至增加了一般癌症的認知。相似的效應也發生在 1970 年代，因 Betty Ford 和 Happy Rockefeller 被診斷出乳癌。因這兩個事件，癌症門診的病人就突然增加，並主動要求做癌症篩檢。在經過傳媒報導後，任何有關大眾對癌症的了解、對癌症的態度，或是癌症篩檢行爲的研究即面臨了參與者的改變。

在一個傳媒發達的環境中，大眾的認知會不斷地改變。一本特殊的雜誌可能會刊登與你研究之疾病或情況相關的文章。而這只會影響到閱讀該雜誌的人。同樣地，電視上會汙染你的研究的廣告秀也只會影響到一些看到或聽到的人。舉例來說，有關皰疹的報導可能只增進了某些大眾對皰疹的認識，但若是對有約會的單身人士，可能就會產生比較大的影響。

要如何才能控制這種問題的發生？這裡有一些方法：假如每個數據都有記錄時間，當特殊的事件發生後，即可清楚地分出數據的收集時間。這樣也可以比較事件的發生是否造成參與者態度的不同。研究的假說仍舊可以在這些差異下測試。對特殊事件或對認知改變之影響，比較精確的評估是利用額外的問題詢問每位參與者的認知。然後，在研究中對這些反應提出額外的預測變因。假若認知可能隨個人之社會人口特徵發生變化（如皰疹的例子），我們就可以直接測試，並將所得之交互作用視爲預測變因。

意想不到的粗劣數據

148 ☜

當這研究已確實形成時，即使你已花了許多時間，再考慮或檢討收集數據和試驗研究的過程，最初的數據仍有可能不適用。在第二章中，「醫護的環境和合作的研究」，這個有關牙科研究的例子，在第一組數據並不完全，且病人的每一等級之等分太相似。這個研究的問題，發生在收集數據的牙科衛生學家沒有包含在做決定的過程中，且沒有正確地評估所需求的數據。在試驗這個研究過程時，應不只測試可能參與的病人，還包括負責收集數據的衛生學家。最後，不適合的數據，必須被視爲示範測試且捨棄不用。

參與者不足

在第五章提到「選取樣本」時，我們討論過「追蹤每一個個案」的問題。在研究計畫的設計過程中，要做一合理的估計算出可能需要多少的參與者。但當參與者不足時，很明顯地研究計畫的目標沒有達成。假如你不能處理較少的數據，就必須考量使用更積極的方法以補足數據，或是再增加收集數據的地點。任何一種情況下，在數據分析時，都需考量到必要的改變會產生新的變數出來。在第二章曾討論過，當考慮到改變時，需小心比較額外增加的特性。在沒有評估任何可能性前，無法臆測從兩點得來的數據之比較。特別重要的是，樣本的差異性應包含在研究中的變數裏。

摘要

在一個研究計畫實際執行之前需要做許多決定。假如是個實驗性研究，需要設計其操作過程，並考量執行的一貫性和方便性、參與者的負荷、道德的考量。在設計研究計畫的最後，還要確認操作過程。在大部分的研究中，需建立收集數據的工具，且應包含鑑定的標準資料和完成數據收集的指示。一個訪談是一種設計過的對話，訪談人員需要將合宜的禮儀行爲謹記在心。問卷調查則和訪談的方式很相似，可共用許多相同的原則。在建立計畫的各步驟時，需考量誰負責執行度量、何時何地收集數據，以及如何選擇訪談或問卷調查。假如選擇的是郵寄問卷，則有那些方法可以增加問卷的回收率。永遠都應該以前置試驗檢驗研究步驟的每一個面向。當研究進行時，對發生無法預知的事情則需做修正或補充。

☞ 149

習題

1. 設計一個有關健康狀態和醫療照護的短期訪談。收集背景資料（如，年齡、性別、種族、教育程度、婚姻狀況、工作情形等）。設計所有的問題和可能有的反應。
2. 以兩到三位健康狀態不同的人測試你所設計的訪談內容。是否出現一些你沒預料到的反應，或是所設計的問題不夠清楚？修正你的訪談設計。

10

文獻的解釋和出版

150☜

對很多研究人員而言，解釋並出版研究結果是研究計畫中最困難的一部分。但是，幾乎沒有一位研究人員因難以解釋的研究結果，或因為原始研究報告被拒刊出，而從來不發表研究的結果。從一個簡單的假說出發後，在實行研究計畫和說明研究結果時可能變得很困難。有太多人覺得在統計學或編寫研究報告方面有障礙。不過，若對自己的能力沒有自信，我們可能會永遠延誤作品的發表。在本章中，我們即將接觸有關數據的分析、如何由結果做推論、如何發表研究文獻等這一類的題材。

數據分析

當你收集好數據後，下一步需要了解的是，如何從你的研究結果中發掘你知道了些什麼。對許多人而言，因爲牽涉到統計學的關係，使這一部分變得很困難。不過，使用統計學是很重要也是很自然的。它們只是一種工具，可以幫助你編輯並組織數據。可以幫你評估你真正知道些什麼。它們也可以幫你敘述整個研究的架構。在某些科學的領域中，並不使用統計學，因爲任何人都可以直接經由數據了解其內容。有關時間序列和單一主題的數據，若用以圖示其研究過程中所產生的反應（第四章），經常呈現出有力的視覺論點。統計學可能使我們更加確信研究所得的結果，不過它們通常不是必要條件。然而，由於大部分的研究結果並不很容易理出頭緒，所以需要統計學的協助。

找幫手

假如你對數據分析不是很熟悉，你就會需要協助。這裡☞151有一些可提供協助的資源。Wagenaar（1981）在很短的一個章節（20 頁）中，寫了一篇有關社會科學統計學的評論。因爲沒有計算公式，所以在讀完這篇文章後你無法進行數據分析。但因爲其中包含了有關統計學的諮詢，所以很有助益。這篇文章可使你比較了解統計學。

在比較熟悉統計學之後，Tabachnick 和 Fidell（1983）

設計了多變數統計法，適合大學生在統計學課程研讀的教材，其焦點在統計學的應用和解釋。企圖回答研究人員以下的問題：那一種分析方法對於解讀我的研究問題最有幫助？我的數據適用這個方法嗎？我要如何以研究問題的觀點去解釋研究結果的意義？同時，他們也針對每種統計方法，提供了一些期刊上的文章內容作爲例子。

Linton 和 Gallo 的出版（1975）是一本應用性的入門統計學，適用於修正數據分析。他們利用範例提供估算方法和解釋的每一個步驟。其中包含母數和無母數的方法。所有的統計學教科書都使用不同的學術用語，所以最好是使用你習慣且受訓時所用的書籍。

假如你沒有受過統計學方面的正規訓練，或是對自己的能力沒有自信。你也可以請一位對統計學很了解的顧問。除此之外，小心地選擇顧問也是相當重要的。你要的顧問是一位熟悉你的數據分析所需的相關統計學。數據可以不同的統計方法評估。生物統計學傾向使用相關性和線性回歸的方式。生理統計學則比較像是做基本架構的變數分析。當變異數分析和回歸在統計上可以比較時，所溝通的語言和了解的本質可能不太相同。假如你較熟悉其中一種語言或這些方法的其中一種或其他，試著找一位與你熟悉的方法相似的統計顧問。

重要的是，能夠和你的統計顧問彼此溝通。假如你一直無法了解你的顧問所說的話，這種情況就是：你並沒有做錯什麼，只是選錯了顧問。你必須要果斷，不論何時，只要有不了解的地方，就要提出問題。你的顧問應該拉近你和你的數據之間的距離。這位顧問應該願意去理解你所知道的，並且將他發現的結果，以你能理解的方式傳達給你。我們曾觀察過一位顧問，以冗長且學術的方式呈現數據分析的結果。最後，研究人員仍必需問，「這樣處理會不會減少參與者的重要性？」

☞152 選擇統計方法

在你收集數據之前，計畫如何分析的步驟就已經開始進行了。當數據和樣本大小有關時，分析的議題就顯得很重要（第五章）。它們可以警告你度量你需要收集的。Linton 和 Gallo（1975）以及 Tabachnick 和 Fidell（1983）提出一個理論，利用決定樹形圖幫助研究人員選擇統計方法。

選擇統計方法由你的問題開始。假如你有一個以上的問題，那麼你可能需要多使用幾種統計方法。你的問題是有關變異性、有關變因間的相關性，或是企圖預測群體的成員？舉例來說，在關節炎學術性的研究中，其研究問題是討論在關節炎之嚴重度和需要幫助程度間的相關性。這需要度量相關性。在外科手術的研究中，研究的是在不同處理（資訊、選擇和控制）的組群間之差異性。此時，需要有一些測試群組間具有顯著差異的統計方法。在 BSE 的研究中，當我們比較非參與者和參與者時，我們嘗試預測這兩組的成員。區分功能分析就是最適合的方法。

初步分析

在你繼續進行假說的主要統計測驗之前，必須以敘述統計開始。敘述統計（descriptive statistics）是一種以被度量變因之觀點，來敘述你的樣本之統計方法。它們在你發表研究結果時很重要，可以讓讀者對你的結論有更完整的了解。你必須確定你的數據是沒有問題的—也就是沒有誤差。敘述統計在敘述你的資料特性時可以幫助你發現的錯誤。舉例來說，假如你的分類各項可能值範圍是 1 到 6，那麼級數 8 就是一個錯誤。檢查最大值、最小值、平均值和標準差以找出超出範圍的數值。你應該對你所有的度量方法有一些期待。數據變化太大，暗示可能有錯誤發生。你也需要評估變因的分布是否符合統計測試的假設。若是和正常值背離則可能需要改變變因（參見 Tabachnick and Fidell, 1983）。標準差大，暗示可能有極端值的出現，也就是說，這樣的數據可能會不對稱地影響你的統計值。

初步分析也可用來測試群體間的外來差異。當你另加入一個地點以增加樣本數，而不希望出現地點之間的差異性時，初步分析就可以用來檢查其中的差異性。假如有差異性存在，則這個數據不能合併討論，而要另成一個變因作討論。假如在群體中有其他非預期的差異性出現時，可能和你的度量方法有關。可以用統計方法控制或排除其影響力。舉例來說，即使我們隨機地將病人分配至三個不同的實驗組，而此三組病人的教育程度不同。所以我們分析所有的數據時，應將教育程度視為共變數（Wallston et al., 1987）。

153 ☜

一旦你完成這些初期的資料分析，你需要考慮一系列的問題以選出主要的統計方法來測試你的假說。當你做分析時，要持續地在電腦印出的資料中尋找異常之處。電腦當然不會出錯，但研究人員可能會。假如分析的結果不合理，你應該非常仔細地檢查其中的錯誤。

變因的數目

爲了選擇你需要的統計方法，你應該永遠要知道自變數（或預測因子）和依變數（或標準）的數目。其中一項需要二項變數統計。當你有一個以上的自變數或依變數時，就比較適合多變數分析。

度量的標準

度量變數的標準，也決定了合宜的統計方法。對文字資料（nominal data）而言，因爲沒有數值，可直接用數字做爲分類的標準。例如，性別、宗教和疾病的有無。序位資料（ordinal data）則是已經分類的資料。舉例來說，爲了度量健康指數，我們要求人們以十分法決定其重要性。我們知道等級 1 是最重要的，但是我們卻無法分出等級 1 與等級 2 的差別有多少。等距資料（interval data）則詳述數字間的順序，其間距也都是一樣的。IQ 值即是等距資料的典型例子。Likert 評分表（如，在同意－不同意之間分爲五等）通常被視爲一種等距基準，儘管其間隔的相等性有待商確。等比資料（ratio data）則有真正的數值 0，因此我們可以說一位五十歲的人是二十五歲的人年齡的兩倍。等距和等比資料必需使用母數統計（parametric statistics），而無母體統計（nonparametric statistics）則適用於文字和序位資料。 154☜

相關性的計量

相關的二變數估計是一個相關係數（r）的計算。對母數性資料而言，常使用 Pearson's r。對於序位資料而言，Spearman's rho 是最常使用的。對於文字資料而言，則有一堆計量方法包含 phi 和 tau（Goodman and Kruskal's）。相關係數值的範圍可以從-1 到+1。它們可用來估計相關性的強度和方向。統計的測試則用來評估相關性和 0 不同的可能性。

若有多預測因子時，可採用線性回歸計算出相關的程度。自變數的組合可以用來預測最適合的標準。多相關係數（R）的平方告訴我們，標準和一組預測因子相關性的變異程度。當有多個自變數和依變數時，標準相關（canonical correlation）評估每一變數線性組合的最佳關聯性。

差異性的計量

你必須再一次地區分出母數和無母數。就無母數資料而言，Siegel（1956）曾整理出一張表，以協助研究人員選擇合適的無母數統計方法。其中最常使用的統計方法就是卡方分布（chi-square）。群體間的差異可就單一度量值以卡方分布估算。若有一個以上的自變數，你可以像分析變異數那樣分割卡方分布，以產生主要效應和交互作用（Linton 和 Gallo, 1975）。

母數資料，指的是一個只有兩種度量值的自變數和一個依變數，使用 t-test 檢測。對多自變數或是一個具有多層次的變數時，則使用變異數分析（analysis of variance）。變異數分析指的是，其自變數需是文字資料（如外科手術中的三種治療方法）。若變數可以被分割歸類的話，就可以做變異數分析。假如你希望能使用到變數的全距時，迴歸（regression）是最適當的統計方法。因此，區分各組的差異性或評估相關性，可能會變得模糊不清。當遇到多重自變數和依變數的資料時，則使用變異數的多重變數分析（multivariate analysis of variance）。

☞ 155

預測群體的成員

當依變數度量或標準是文字資料時，使用區分性功能分析（discriminant function analysis），是一種與迴歸類似的統計方法。舉例來說，除了討論迴歸法之外，在關節炎的研究中，我們計畫選擇一群做的很好的和另一群呈現無助的人，區別性功能分析使我們可以去探知自變數的組合是否能區分這兩個分組。

推論

當你完成數據分析後，你必須弄清楚你從結果中知道些什麼。第一個問題就是，實驗的結果是否證實你的假說或是模型。假如答案爲「是」，而且實驗的結果很清楚，並沒有你不知道的反應，那麼你就可以開始編輯成文章準備發表。然而，在科學領域中，這種好事的發生率很低。研究過程中通常會發生非預期的結果。假如你的發現無法證實你的假說，此時你的目標便是去理解你所發現的東西。當研究結果一團亂時，你要做更進一步的分析，直到你了解你的數據爲止。

假如你的研究計畫是實驗性研究。首先要注意的是確認操作過程（manipulation check）是否有效？假如沒有，你可能需要設計另一個操作過程更有效的研究。然而，假如只對一些人有效，你可以先嘗試做內部分析，分析那些只有某些人做對操作的數據。但如此一來你不再有隨機取樣的實驗，因爲你已違反隨機的分配原則。也因爲去除一些操作錯誤的受試者，所以所得的分析效度較差。但是，假如你由這些數據得到了預期的結果，對你的假說而言，可以增加它的一些可信度，這樣的情形還是可以接受的。除此之外，你也可以計算操作正確之受試者的個體差異，以及操做錯誤之受試者間的差異性。可能你的假說需要擴大，討論包括個體差異的變數交互作用，像是年齡或健康狀態。 156☜

假如操作過程的檢驗無法解決你的問題，你必需尋找其他主要引起誤差的干擾變數。是不是有特殊的醫生或實驗者導致這些效應，或是有一些效應會隨性別、工作情形，或是其他一些人口統計的變數而改變，假如你的研究內容和這些相關就可能會發現一些關聯性。無論你再嘗試那些數據的分析，注意額外的分析不能只是簡單地試探。你應該對你所試探的事件或數據，再做一些假設或是合理的解釋。

結果中有什麼是你無法解釋的？這要看它們和結果內容之重要性的關聯性如何。若你無法解釋的那些結果很重要，則需要再進一步的思考，或是再進行另外一個研究。而當你在思考你的結果和其代表意義時，你必需超越統計試驗結果所代表的意義。這些測試只是暗示結果的發生可能不是因爲偶然。它們不應該因有這個字「顯著」（significance）的使用而令人感到困惑。實際的意義和重要性和效應的大小相關（Wallston and Grady, 1985）。在本系列叢書中，看Rosenthal（1984）如何他使用的方法解釋小型效應。你可能會發現一個具有可信度的群體差異，相當於十分法中的第十分。或是你可以可靠地預測標準中 1%的變數。這些發現可能就理論上來看是很有趣的，但是在應用上或臨床上的意義卻很有限。你可能不願意因爲這樣的理由，而接受改變研究方法的建議。然而，效應大小的臨床意義也決定於所使用之變數的特性（Yeaton and Sechrest, 1981）。假如你能用比較經濟的治療方法，來降低致命率很高之疾病 1%的死亡率，這樣的發現可能較具有臨床上的重要性。

從資料結果所做的推論，你也需要考慮到研究計畫的限制。樣本產生偏誤的程度如何（見第五章）？你是否需要再做一個其他樣本、環境或時間之研究結果的外在效度評估或是一般性評估？再思考一次第四章討論所有可能影響效度的威脅因子。你是否需要再做更進一步的分析，以顯現控制組均相等，或是排除其他可能的解釋？你要以數據最光明的面向討論分析之，也要理解並討論其限制。 157☜

傳遞你的結果

若你已決定好研究結果的意涵，以及要如何寫出它們，那麼在你正式寫下研究報告之前，你必須先決定你要訴說的對象。誰可能是你的讀者？對這些結果最感興趣的參與者？是社會或行爲科學家？是決策者或重要官員？是社會大眾？還是對某些疾病特別感興趣的人？接著選擇你要投稿的對象，通常來說是期刊。期刊本身會吸引一些特定的讀者，因此你必須將你所要訴說的方向針對這些讀者來傳達。科學期刊有一個道德上的限制一同樣結果的研究報告不能重覆出版。當然你可以爲了顧客、參與者或是決策者，在不違反這個原則下再將你的文章重寫。

出版不是傳達你的研究作品唯一的方法。對同一領域的研究同仁發表是得到研究回饋最有價值的方法，特別是你的作品中有關結論和推論的部分。這樣的方式有小組討論會、研討會、海報發表、演講或是在科學會議中的討論會。你應該尋找類似的機會去研討你的研究成果，這種方式優於出版所得，因爲出版能得到關於研究成果的回饋比較少。

作者身分的榮譽

誰是這篇研究報告的作者和其順序的安排？在不同的職業和學科領域中有不同的決定方法。不同的研究成員可能有不同的經驗，和對著作有不同的期望。有關出處來源的衝突是常見的。作者身分安排的決定，應儘早在安排工作前討論好。愈早做這樣的決定，或至少先訂定好原則，可以降低未來的衝突。

美國心理學協會（1983）建議，有關作者身分的安排可以實際的科學貢獻爲原則主旨。作者還要能有系統地陳述問題或假說、建造實驗的設計、組織和執行統計分析、解釋研究結果的意義，或是編輯研究報告的主要部分等。作者們應該依他們對研究報告的貢獻依序排列。另外，對著作的次要貢獻，像是支援性的方法（用來設計或架構用）、建議使用的統計分析、數據的收集、調整用或架構用的電腦程式、研究主題的安排和其他非專業性的協助。這樣的貢獻，應在註腳處表示感謝。

☞ 158

有些研究人員使用經驗法則一只要是第一位寫有關該研究架構的作者，即是第一作者。有時這樣的原則會被濫用。因此，關於執筆和作者身分的討論和決定，是無法取代的。絕不能在沒有詢問過研究團隊成員的意見前就出版。儘管遺忘某位作者是發生衝突的常見原因，沒有經過作者同意，就將他的名字列在上面也是常有的問題。當有名字列在發表著作上時，所有的作者都應該有機會閱讀和編輯這篇報告。

選擇期刊投稿

當你對所設定的讀者有些概念時，你應先大略讀過一些相關的期刊，看看你的研究計畫是否適合這期刊。想想一些已有文章發表的期刊，是否符合你研究的基礎。假如真的沒有合適的期刊，你可能要著手進行更普遍的期刊資料查詢。而其中一個相當有助益的資料來源是「健康領域的期刊－作者指引」(Ardell and James, 1980)。Swencionis (1982) 曾編輯適合健康心理學發表文章的 48 本期刊名冊。然而，一直有新的期刊出版，所以有關期刊名冊的資料常常有點過時不適用。另一個方法是藉由「社會科學引用目錄」尋找所需要的期刊。你可以知道那些做過類似研究的學者發表文章的所在。與相似領域的人討論也會很有幫助。

大部分的期刊而言是有優劣順序之分的。假如你認爲你的作品相當傑出，你當然希望將它提到該領域中最好的期刊，給適合的人讀。一般比較普通的作品可以選擇比較不具威望的期刊，但你仍然會訂定較高的目標，即使你的原稿被退回了，也給你自己有機會接受比較嚴格的評論。面臨可能會被退搞得事實，你也可以先決定自己的投稿順序。

159

愈普遍的期刊要刊登你的文章就愈困難。舉例來說，The Journal of the American Medical Association 和 The American Psychologist 是美國心理學最主要的期刊，擁有廣大的讀者。

因其文章必定會接受大部分讀者的評論，所以其退稿率較高。相反的，愈狹隘、愈專業的期刊，愈容易刊登符合該領域的文章，因為一篇貢獻比較小的文章，仍會引起該領域學者的興趣。健康研究若要在一本廣度大於健康議題的期刊發表，其內容就必需比較廣泛。有些期刊強調理論，有些則期刊則傾向應用方面。你需要了解其中的差異所在。

大部分的期刊都有一些共同的標準。大部分的期刊會以兩位到三位評論家，從讀者的觀點和期刊的目標評估這些研究的重要性。他們評估研究方法是否有設計上的缺陷，也評估文章的明快與否。Eichorn 和 VandenBos（1985）在美國心理學會中對出版文獻提出一個實用的評論。

所有期刊都會提出說明，敘述所感興趣的研究內容或種類。這些說明通常可在期刊的第一頁內面發現。舉例來說，The Journal of Behavioral Medicine 如此敘述：

> 這是透過行為科學的知識和技巧，廣納跨學科的文獻，致力於更深入地瞭解生理健康和疾病解。期刊的另一個主要功能，是有關預防、治療和復健的知識的應用。感興趣的研究領域包含有：口慾失調（酒精中毒、抽煙、肥胖）的相關研究，其可作為生理性危險因子；遵從醫療處置和健康維護行為；疼痛；自我調節療法和身體失調時的生物回饋機制；社會文化對健康和疾病的影響；影響心理功能的腦與行為的關聯性。

Research in Nursing and Health「邀請在臨床研究領域中，有關護理的應用教育和管理，以及和研究發現之應用相關的研究報告來投稿」值得注意的是，相同的研究報告可能刊登在兩份期刊上，但其內文的來源可能不同。

160☜

檢查編輯者的名字和編輯版是很有用的。你可以知道在你的研究領域中有那些人研究過和你相關的內容。這將在校閱的過程中給你一些概念—可能在校閱的過程中會遇到類似的判斷。Health Psychology 的規定說明和 Journal of Behavioral Medicine 很相似。甚至敘述「事實上，讀者群相當廣泛，其興趣和專長基本上是跨越各學科的。」然而，編輯版的說明顯示，文稿將被心理學家校閱。相反地，Behavioral Medicine 有一群不同領域的 M.D.和 Ph.D.編輯群。所得到的校閱結果可能會相當不同。

寫出和提出你的作品

一旦選好你要投稿的期刊，你應先檢閱他們的投稿說明。期刊有各式各樣的參考格式，和其他寫作風格上的考慮。寫出符合期刊要求的風格相當重要。探討如何寫好一篇文章則超過我們所討論的範圍。Daryl Bem（1981, 1986）曾寫過一章有關如何寫好研究報告。

在提出你的稿件之前，先請一位不了解這份研究計畫的同僚，簡略地評估這篇稿子（在註腳的地方感謝他們的協助）。因爲我們很了解我們的研究計畫，所以容易遺漏細節的部分，和以爲讀者都能了解我們的研究。如果可能的話，從了解你所選的期刊的人士中得到一些相關的意見。

一旦你投出稿件之後，要繼續進行其他的事。因爲在你得到回應之前，會有幾個月的等待時間。當你從編輯那得到一封信時，要有被拒絕的心理建設。因爲這是常見的結果。但不要放棄，因爲拒絕的理由都不會相同。很多是要求你校正原稿後再投一次。這是一個正面的回應，你應該再繼續進行。即使是明白的拒絕信，也可能會建議你另一個更適合的期刊。也有拒絕的內容是提供如何修改的評論，而你修改過的研究報告，可能適合另一份期刊。

試著對你所收到的評論保持客觀的態度，而不要認爲是針對你。大部分的編輯並不認識作者，而且通常作者們也不認識他們。這個過程稱做盲目評論（blind review）以提供化名的保護方式，避免不必要的痛苦。要記得，一篇評論只是一個人的意見，而你也許需要另一個人協助你思考這篇評論。通常你若仔細地閱讀一篇評論後，可以從中得到不少回饋。也許需要往返協商，因爲評論者可能誤解了你得文章內容或方法，而編輯會做最後的決定。

☞ 161

大部分的原稿若堅持下去便可以刊登。Wallston（1973）有一篇關於母親外出工作的研究報告，在它被 Journal of Child Psychology and Psychiatry 接受之前，曾被四本期刊拒絕過。而這篇文章曾被三本書再版，包含有 Annual Progress in Child Psychology and Child Development（Chess and Thomas, 1974）。在考慮放棄之前，先請一位不相關的朋友或同事，幫你解釋任何拒絕的意思。儘可能保留你的文章。

在第一章我們曾討論過，你研究計畫最後的說明，不代表你曾做過的大量研究過程。然而，它卻會成爲你與同仁溝通你的想法和研究方法的管道，並證實你可以成爲你所選擇之領域的研究資源。出版之後，你可能會對要求抽印本的來信，或是對其他相關計畫研究人員尋求協助的來信感到很驚訝。無論發表之後對你的生涯產生什麼衝擊，這篇文章都經由不完美的研究方法建立起學識，爲你在學者網絡間爭得一席之地。

很可能你的研究報告以這樣的方式結束：「仍需更進一步的研究」。假如你用冒險犯難的精神（我們已嘗試傳達這一小部分）進行研究計畫。我們希望你將願意做更進一步的研究。

摘要

由數據分析開始了解研究發現的結果。統計學是唯一可幫助我們了解數據的工具。在設計研究計畫和度量方法的同時，千萬記得使用適當的統計方法。原始資料的分析包括找出錯誤或誤差，並檢查敘述統計。爲測試假說，依變數的數目、度量的標準和相關性、差異性或預測群體成員選擇統計的方法。162☜

可以正式或非正式的方式，以及出版的方式發表作品。思考可能對研究結果感到興趣的讀者群是相當重要的。在大型的研究計畫中，作者排名的問題是常見的衝突起源，因此應該在研究初期事先討論。應在寫作前選擇適當的期刊投稿。在預期可能被拒絕的情況下，選擇一些期刊並設定其投稿順序。期刊的形式、讀者群和主旨都是考慮的重點。拒絕信應仔細評估，且不要放棄做更進一步的努力。出版文章不僅代表目前研究計畫的結束，也代表著未來更深層研究的開始。

習題

1. 對以下的假說，詳述兩個變數和其度量方法。假說是否需要計量相關性或差異性？你將選擇什麼樣的統計方法測試你的假說？
   A. 失業的人比較容易心臟病發作
   B. 結合節食和運動的減肥計畫比只有節食的減肥計畫成效較佳
   C. 愈老的人在機會健康控制座所得的分數愈高
2. 以研究報告的內容列一張你可能投稿之期刊名單。(這份工作可能需要到圖書館）並敘述在這些期刊中的差異爲何？

參考書目

Alexy, W. (1981-1982). Perceptions of ward atmosphere on an oncology unit. *International Journal of Psychiatry in Medicine, 2,* 331-340.

American Psychological Association. (1982). *Ethical principles in the conduct of research with human participants.* Washington, DC: Author.

American Psychological Association. (1983). *Publication manual of the American Psychological Association* (3rd ed.). Washington, DC: Author.

Ardell, D. B., & James, J. Y. (Eds.). (1980). *Author's guide to journals in the health care field.* New York: Haworth.

Baum, A., Gatchel, R. J., & Schaeffer, M. A. (1983). Emotional, behavioral and physiological effects of chronic stress at Three Mile Island. *Journal of Consulting and Clinical Psychology, 51,* 565-572.

Baum, A., Grunberg, N. E., & Singer, J. E. (1982). The use of psychological and neuroendocrinological measurements in the study of stress. *Health Psychology, 1,* 217-236.

Becker, H. S. (1965) Review of P. E. Hammond's sociologist at work. American Sociological Review, 30: 602-603. *Psychology, 1,* 217-236.

Becker, M. H., & Maiman, L. A. (1980). Strategies for enhancing patient compliance. *Journal of Community Health, 6,* 113-135.

Bem, D. J. (1981). Writing the research report. In L. H. Kidder (Ed.), *Selltiz, Wrightsman and Cook's research methods in social relations* (4th ed., pp. 342-364). New York: Holt, Rinehart & Winston.

Bem, D. J. (1986). Writing the research report. In L. H. Kidder & C. M. Judd (Eds.), *Research methods in social relations* (5th ed., pp. 427-451). New York: Holt, Rinehart, & Winston.

Bergman, A., & Werner, R. (1963). Failure of children to receive penicillin by mouth. *New England Journal of Medicine, 268,* 1334-1338.

Bergner, M., Bobbitt, R. A., Carter, W. B., & Gilson, B. S. (1981). The Sickness Impact Profile: Development and final revision of a health status measure. *Medical Care, 19,* 787-806.

Berkman, L., & Syme, S. (1979). Social networks, host resistance and mortality: A nine-year follow-up study of Alameda County residents. *American Journal of Epidemiology, 109,* 186-204.

Bickman, L. (1976). Observational methods. In C. Selltiz, L. S. Wrightsman, & S. W. Cook (Eds.), *Research methods in social relations* (3rd ed., pp. 251-290). New York: Holt, Rinehart, & Winston.

Bliss, R. E., & O'Connell, K. A. (1984). Problems with thiocygnate as an index of smoking states. *Health Psychology, 3,* 563-582.

Bloom, M., & Fisher, J. (1982). *Evaluating practice: Guidelines for accountable professionals.* Englewood Cliffs, NJ: Prentice-Hall.

Boyd, J., Covington, T., Stanaszek, W., & Coussons, R. (1974). Drug defaulting part II: Analysis of noncompliance patterns. *American Journal of Hospital Pharmacy, 31,* 485-494.

Bradley, L. A., Prokop, C. K., Gentry, W. D., Van der Heide, L. H., & Prieto, E. J. (1981). *Assessment of chronic pain.* In C. K. Prokop & L. A. Bradley (Eds.), *Medical psychology.* New York: Academic Press.

Bray, G. (Ed.). (1979). *Obesity in America* (NIH Publication 79-359). Washington, DC: U.S. Department of Health, Education and Welfare.

Brown, G. W., & Harris, T. (1982). Fall-off in the reporting of life events. *Social Psychology, 17,* 23-28.

Cacioppo, J. T., Petty, R. E., & Marshall-Goodell, B. (1985). Physical, social, and inferential elements of psychophysiological measurement. In P. Karoly (Ed.), *Measurement strategies in health psychology* (pp. 263-300). New York: John Wiley.

Cairns, D., & Pasino, J. A. (1977). Comparison of verbal reinforcement and feedback in the operant treatment of disability due to chronic low back pain. *Behavior Therapy, 8,* 621-630.

Campbell, D. T. (1969). Reforms as experiments. *American Psychologist, 24,* 409-429.

Campbell, D. T., & Stanley, J. C. (1963). *Experimental and quasi-experimental designs for research.* Chicago: Rand McNally.

Carmody, T. P., Brischetto, C. S., Matarazzo, J. D., O'Donnell, R. P., & O'Connor, W. E. (1985). Co-occurrent use of cigarettes, alcohol, and coffee in health community-living men and women. *Health Psychology, 4,* 323-335.

Chess, S., & Thomas, A. (Eds.). (1974). *Annual progress in child psychology and child development.* New York: Brunner/Mazel.

Chun, K., Cobb, S., & French, J. (1975). *Measures for psychological assessment: A guide to 3000 original sources and their application.* Ann Arbor: University of Michigan, Institute for Social Research.

Cluss, P. A., & Epstein, L. H. (1985). The measurement of medical compliance in the treatment of disease. In P. Karoly (Ed.), *Measurement strategies in health psychology* (pp. 403-432). New York: John Wiley.

Cohen, J. (1960). A coefficient of agreement for nominal scales. *Educational and Psychological Measurement, 20,* 37-46.

Cohen, J. (1977). *Statistical power analysis for the behavioral sciences.* New York: Academic Press.

Cohen, M. D., March, J. G., & Olsen, J. P. (1972). A garbage can model of organizational choice. *Administrative Science Quarterly, 17,* 1-25.

Cohen, S., Mermelstein, R., Kamarck, T., & Hoberman, H. M. (1985). Measuring the functional components of social support. In I. G. Sarason & B. R. Sarason (Eds.), *Social support: Theory, research and applications* (pp. 73-94). Dordreckt, The Netherlands: Martinus N. Jhoff.

Cohen, W. H. (1985). Health promotion in the workplace: A prescription for good health. *American Psychologist, 40,* 213-216.

Collins, B. E. (1974). Four separate components of the Rotter I-E scale: Belief in a difficult world, a just world, a predictable world, and a politically responsive world. *Journal of Personality and Social Psychology, 21,* 281-291.

Comrey, A. L., Backer, T. E., & Glaser, E. M. (1973). *A sourcebook for mental health measures.* Los Angeles: Human Interaction Research Institute.

Cook, S. W. (1976). Ethical issues in the conduct of research in social relations. In C. Selltiz, L. S. Wrightsman, & S. W. Cook (Eds.), *Research methods in social relations* (pp. 199-249). New York: Holt, Rinehart, & Winston.

Cook, T. D., & Campbell, D. J. (1979). *Quasi-experimentation: Design and analysis issues for field settings.* Chicago: Rand McNally.

Cooper, H. M. (1984). *The integrative research review: A systematic approach.* Beverly Hills, CA: Sage.

Cousins, N. (1979). *Anatomy of an illness as perceived by the patient.* New York: Norton.

Dale, E., & Chall, J. E. (1948). A formula for predicting readability: Instructions. *Educational Research Bulletin, 27,* 37-54.

DeVellis, R. F., DeVellis, B. M., Wallston, B. S., & Wallston, K. A. (1980). Epilepsy and learned helplessness. *Basic and Applied Social Psychology, 1,* 241-253.

Dickson-Parnell, B. E., & Zeichner, A. (1985). Effects of a short-term exercise program on caloric consumption. *Health Psychology, 4,* 437-448.

Dillman, D. (1978). *Mail and telephone surveys.* New York: John Wiley.

Dohrenwend, B. S., & Dohrenwend, B. P. (1978). Some issues in research on stressful life events. *Journal of Nervous and Mental Disease, 166,* 7-15.

Dohrenwend, B. S., Krasnoff, L., Askenasy, A. R., & Dohrenwend, B. P. (1978). Exemplification of a method for scaling life events: The PERI life events scale. *Journal of Health and Social Behavior, 19,* 205-229.

Dohrenwend, B. S., Krasnoff, L., Askenasy, A. R., & Dohrenwend, B. P. (1982). The psychiatric epidemiology research interview life events scale. In L. Goldberger & S. Breznitz (Eds.), *Handbook of stress* (pp. 332-363). New York: Free Press.

Dowling, W. F., & Byrom, F. (1978, summer). Conversation with Fletcher Byrom. *Organizational Dynamics,* p. 43.

Dubbert, P. M., King, A., Rapp, S. R., Brief, D., Martin, J. E., & Lake, M. (1985). Riboflavin as a tracer of medication compliance. *Journal of Behavioral Medicine, 8,* 287-300.

Eichorn, D. H., & VandenBos, G. R. (1985). Dissemination of scientific and professional knowledge: Journal publication within the APA. *American Psychologist, 40,* 1309-1316.

Follick, M. J., Ahern, D. K., & Aberger, E. W. (1985). Development of an audiovisual taxonomy of pain behavior: Reliability and discriminant validity. *Health Psychology, 4,* 555-568.

Fordyce, W. E. (1976). *Behavioral methods for chronic pain and illness.* St. Louis: C. V. Mosby.

Fowler, F. J., Jr. (1984). *Survey Research Methods.* Beverly Hills, CA: Sage.

Friedman, M., & Rosenman, R. H. (1974). *Type A behavior and your heart.* New York: Knopf.

Gellert, E. (1955). Systematic observation: A method in child study. *Harvard Educational Review, 25,* 155-156.

Gordis, L. (1979). Conceptual and methodological problems in measuring patient compliance. In R. B. Haynes, D. W. Taylor, & D. L. Sackett (Eds.), *Compliance in health care.* Baltimore: Johns Hopkins University Press.

Grady, K. E. (1984). Cue enhancement and the long-term practice of breast self-examination. *Journal of Behavioral Medicine, 7,* 191-204.

Grady, K. E., Goodenow, C., & Borkin, J. R. (in press). The effect of reward on compliance with breast self-examination. *Journal of Behavioral Medicine.*

Grady, K. E., Kegeles, S. S., Lund, A. K., Wolk, C. H., & Farber, N. J. (1983). Who volunteers for a breast self-examination program? Evaluating the bases for self-selection. *Health Education Quarterly, 10,* 79-94.

Green, C. J. (1985). The use of psychodiagnostic questionnaire in predicting risk factors and health outcomes. In P. Karoly (Ed.), *Measurement strategies in health psychology* (pp. 301-334). New York: John Wiley.

Grieco, A., & Long, C. J. (1984). Investigation of the Karnofsky Performance Status as a measure of quality of life. *Health Psychology, 3,* 129-142.

Hamilton, M. (1959). The assessment of anxiety states by rating. *British Journal of Medical Psychology, 32,* 50.

Haskell, W. L., Taylor, H. L., Wood, P. D., Schrott, H., & Heiss, G. (1980). Strenuous physical activity, treadmill exercise test performance and plasma high-density lipoprotein cholesterol. *Circulation, 62*(Supp. 4), 53-61.

Haynes, R., Gibson, E., Hackett, B., Sackett, D., Taylor, D., Roberts, R., & Johnson, A. (1976). Improvement of medication compliance in uncontrolled hypertension. *Lancet, 1,* 1265-1268.

Holmes, T. H., & Rahe, R. H. (1967). A social readjustment rating scale. *Journal of Psychosomatic Research, 11,* 213-218.

Holroyd, K. A., Penzien, D. B., Hursey, K. G., Tobin, D. L., Rogers, L., Holm, J. E., Marcille, P. J., Hall, J. R., & Chila, A. G. (1984). Change mechanisms in EMG

biofeedback training: Cognitive changes underlying improvements in tension headache. *Journal of Consulting and Clinical Psychology, 52*, 1039-1053.
House, J. S., & Kahn, R. (1985). Measuring social support. In S. Cohen & L. Syme (Eds.), *Social support and health*. New York: Academic Press.
Huck, H. W., & Sandler, H. M. (1979). *Rival hypotheses: Alternative interpretations of data based conclusions*. New York: Harper & Row.
Huskisson, E. C. (1974). Measurement of pain. *Lancet, 2*, 1127-1131.
Jenkins, C. D., Zyzanski, S. J., & Rosenman, R. H. (1979). *Jenkins activity survey manual*. New York: Psychological Corp.
Jick, J. (1979). Mixing qualitative and quantitative methods: Triangulation in action. *Administrative Sciences Quarterly, 24*, 710-718.
Johnson, J., & Leventhal, H. (1974). Effects of accurate expectations and behavioral instructions on reactions during a noxious medical examination. *Journal of Personality and Social Psychology, 29*, 710-718.
Jones, E. E., & Sigall, H. (1971). The bogus pipeline: A new paradigm for measuring affect and attitude. *Psychological Bulletin, 76*, 349-364.
Judson, H. F. (1980). *Search for solution*. New York: Holt, Rinehart & Winston.
Kale, W. L., & Stenmark, D. E. (1983). A comparison of four life event scales. *American Journal of Community Psychology, 11*, 441-459.
Kaplan, R. M. (1985). Quality of life measurement. In P. Karoly (Ed.), *Measurement strategies in health psychology* (pp. 115-146). New York: John Wiley.
Karoly, P. (1985). The assessment of pain: Concepts and procedures. In P. Karoly (Ed.), *Measurement strategies in health psychology* (pp. 461-516). New York: John Wiley.
Keefe, F. J. (1982). Behavioral assessment and treatment of chronic pain: Current status and future directions. *Journal of Consulting and Clinical Psychology, 50*, 896-911.
Keefe, F. J., & Block, A. R. (1982). Development of an observational method for assessing pain behavior in chronic low back pain patients. *Behavior Therapy, 13*, 363-375.
Kelley, A. B. (1979). A media role for public health compliance? In R. B. Haynes, D. W. Taylor, & D. L. Sackett (Eds.), *Compliance in health care* (pp. 193-201). Baltimore: Johns Hopkins University Press.
Kelly, J. R., & McGrath, J. E. (1988). *On time and method*. Newbury Park, CA: Sage.
Kimmel, A. J. (1988). *Ethics and values in applied social research*. Newbury Park, CA: Sage.
Kobasa, S.C.O. (1985). Longitudinal and prospective methods in health psychology. In P. Karoly (Ed.), *Measurement strategies in health psychology* (pp. 235-262). New York: John Wiley.
Kolko, D. J., & Rickard-Figueroa, J. L. (1985). Effects of video games on the adverse corollaries of chemotherapy in pediatric oncology patients: A single-case analysis. *Journal of Consulting and Clinical Psychology, 53*, 223-228.
Krantz, D. S., Baum, A., & Wideman, M. V. (1980). Assessment of preferences for self-treatment and information in health care. *Journal of Personality and Social Psychology, 39*, 997-990.
Kratochwill, T. R. (1978). *Single subject research*. New York: Academic Press.
Kulich, R., Follick, M. J., & Conger, R. (1983, November). *Development of a pain behavior classification system: Importance of multiple data sources*. Paper presented at the annual meeting of the American Pain Society, Chicago.
Langer, E. J., Janis, I. L., & Wolfer, J. A. (1975). Reduction of psychological stress in surgical patients. *Journal of Experimental Social Psychology, 11*, 155-165.
Lavrakas, P. J. (1987). *Telephone survey methods: Sampling, selection and supervision*. Newbury Park, CA: Sage.
Lefcourt, H. M. (1966). Internal versus external control of reinforcement: A review. *Psychological Bulletin, 65*, 206-220.

Levenson, H. (1981). Differentiating among internality, powerful others and chance. In H. Lefcourt (Ed.), *Research with the locus of control construct* (Vol. 1). New York: Academic Press.
Levy, S. M. (1985). *Behavior and cancer*. San Francisco: Jossey-Bass.
Light, R. J. (1971). Measures of response agreement for qualitative data, some generalizations and alternatives. *Psychological Bulletin, 76*, 365-377.
Linkewich, J., Catalano, R., & Flack, H. (1974). The effect of packaging and instruction on outpatient compliance with medication regimens. *Drug Intelligence and Clinical Pharmacy, 8*, 10-15.
Linton M., & Gallo, P. S. (1975). *The practical statistician: Simplified handbook of statistics*. Monterey, CA: Brooks/Cole.
Lipsey, M. W. (1988). *Design sensitivity: Statistical power for treatment effectiveness research*. Newbury Park, CA: Sage.
Martin, J. (1982). A garbage can model of the research process. In J. E. McGrath, J. Martin, & R. Kulka (Eds.), *Judgment calls in research* (pp. 17-39). Beverly Hills, CA: Sage.
Matarazzo, J. D. (1982). Behavioral health's challenge to academic, scientific, and professional psychology. *American Psychologist, 37*, 1-14.
McGrath, J. E. (1982). Dilemmatics: The study of research choices and dilemmas. In J. E. McGrath, J. Martin, & R. A. Kulka (Eds.), *Judgment calls in research* (pp. 69-102). Beverly Hills, CA: Sage.
McGrath, J. E., Martin, J. & Kulka, R. A. (Eds.). (1982). *Judgment calls in research*. Beverly Hills, CA: Sage.
McGuire, W. J. (1973). The yin and yang of progress in social psychology: Seven koan. *Journal of Personality and Social Psychology, 26*, 446-456.
McGuire, W. J. (1983). A contextualist theory of knowledge: Its implications for innovation and reform in psychological research. In L. Berkowitz (Ed.), *Advances in experimental social psychology* (Vol. 16, pp. 1-47). New York: Academic Press.
McQueen, D. V., & Celentano, D. D. (1982). Social factors in the etiology of multiple outcomes: The case of blood pressure and alcohol consumption patterns. *Social Science and Medicine, 16*, 397-418.
Meenan, R. F. (1982). AIMS approach to health status measurement; conceptual background and measurement properties. *Journal of Rheumatology, 9*, 785-788.
Meenan, R. F., Gertman, P. M., & Mason, J. H. (1982). The arthritis impact measurement scales; further investigation of a health status measure. *Arthritis and Rheumatology, 25*, 1048-1053.
Melzack, R. (1975). The McGill Pain Questionnaire: Major properties and scoring methods. *Pain, 1*, 277-299.
Merton, R. K. (1968). *Social theory and social structure*. New York: Free Press.
Micozzi, M. S. (1985). Nutrition, body size, and breast cancer. *Yearbook of Physical Anthropology, 28*, 175-206.
Moos, R. H. (1985). Evaluating social resources in community and health care contexts. In P. Karoly (Ed.), *Measurement strategies in health psychology* (pp. 433-459). New York: John Wiley.
National Cancer Institute. (1979). *Readability testing in cancer communications* (DHEW Publication No. NIH 79-1689). Bethesda, MD: Author.
Nunnally, J. C. (1978). *Psychometric theory* (2nd ed.). New York: McGraw-Hill.
Palinkas, L. P. (1985). Techniques of psychosocial epidemiology. In P. Karoly (Ed.), *Measurement strategies in health psychology* (pp. 49-115). New York: John Wiley.
Park, L. C., & Lipman, R. S. (1964). A comparison of patient dosage deviation reports with pill counts. *Psychopharmacologia, 6*, 299-302.
Parlee, M. B. (1981). Appropriate control groups in feminist research. *Psychology of Women Quarterly, 5*, 637-644.

Peters, T. J., & Waterman, R. H., Jr. (1982). *In search of excellence.* New York: Warner.
Radloff, L. S. (1977). The CES-D scale. A self-report depression scale for research in the general population. *Applied Psychological Measurement, 1,* 385.
Reeder, L. G., Ramacher, L., & Gorelnick, S. (1976). *Handbook of scales and indices of health behavior.* Pacific Palisades, CA: Goodyear.
Reid, J. B. (1970). Reliability assessment of observation data: A possible methodological problem. *Child Development, 41,* 1143-1150.
Rhodes, L. (1981). Social climate perception and depression of patients and staff in a chronic hemodialysis unit. *Journal of Nervous and Mental Disease, 169,* 169-175.
Robertson, L. S. (1975). Safety belt use in automobiles with starter-interlock and buzzer-light reminder systems. *American Journal of Public Health, 65,* 1319-1325.
Robertson, L. S., Kelley, A., O'Neill, B., Wixom, C., Eiswirth, R., & Haddon, W. (1974). A controlled study of the effect of television messages on safety belt use. *American Journal of Public Health, 64,* 1071-1080.
Robertson, L. S., O'Neill, B., & Wixom, C. (1972). Factors associated with observed safety belt use. *Journal of Health and Social Behavior, 13,* 18-24.
Robinson, J. P., & Shaver, P. (1973). *Measures of social psychological attitudes.* Ann Arbor, MI: Institute of Social Research.
Rosenthal, R. (1976) *Experimenter effects in behavioral research.* New York, NY: Irvington.
Rosenthal, R. (1984). *Meta-analytic procedures for social research.* Beverly Hills, CA: Sage.
Rosenthal, R., & Rosnow, R. L. (1969). The volunteer subject. In R. Rosenthal & R. L. Rosnow (Eds.), *Artifact in behavioral research* (pp. 59-118). New York: Academic Press.
Roskam, S. E. (1985). *Health locus of control beliefs in chronic illness.* Unpublished major area paper, Vanderbilt University, Nashville, TN.
Rotter, J. B. (1966). Generalized expectancies for internal versus external control of reinforcement. *Psychological Monographs, 80* (1, whole no. 609).
Rotter, J. B., Chance, J., & Phares, E. J. (Eds.). (1972). *Applications of a social learning theory of personality.* New York: Holt.
Sanders, S. (1980). Toward a practical instrument for the automatic measurement of "uptime" in chronic pain patients. *Pain, 9,* 103-109.
Sandler, I. N., & Guenther, R. T. (1985). Assessment of life stress events. In P. Karoly (Ed.), *Measurement strategies for health psychology.* New York: Wiley.
Schacter, S., & Singer, J. E. (1962). Cognitive, social, and physiological determinants of emotional states. *Psychological Review, 69,* 379-399.
Seligman, M.E.P. (1975). *Helplessness: On depression, development and health.* San Francisco: Freeman.
Sharpe, T., & Mikeal, R. (1974). Patient compliance with antibiotic regimens. *American Journal of Hospital Pharmacy, 31,* 479-484.
Siegel, S. (1956). *Nonparametric statistics for the behavioral sciences.* New York: McGraw-Hill.
Siri, W. E. (1956). *Advances in biological and medical physics.* New York: Oxford University Press.
Skinner, B. F. (1956). A case history in scientific method. *American Psychologist, 11,* 221-233.
Smith, R. L., McPhail, C., & Pickens, R. G. (1975). Reactivity to systematic observation with film: A field experiment. *Sociometry, 38,* 536-550.
Smith, R. A., Wallston, B. S., Wallston, K. A., Forsberg, P. R., & King, J. (1984). Measuring desire for control over health care process. *Journal of Personality and Social Psychology, 47,* 415-426.

Spender, F. W., Corcoran, C. A., Allen, G. J., Chinsky, J. M., & Viet, S. W. (1974). Reliability and reactivity of the videotape technique on a ward for retarded children. *Community Psychology, 2,* 71-74.

Spielberger, C. D., Gorsuch, R. L., & Lushene, R. (1970). *The state-trait anxiety inventory manual.* Palo Alto, CA: Consulting Psychologists Press.

Stanley, K. E. (1980). Prognostic factors for survival in patients with inoperable lung cancer. *Journal of the National Cancer Institute, 65,* 25-32.

Stewart, A. L., Brook, R. H., & Kane, R. L. (1980). *Conceptualization and measurement of health habits for adults in the health insurance study: Vol. 2. Overweight* (R-23742-HEW). Santa Monica, CA: Rand.

Sudman, S., & Bradburn, N. (1985). *Asking questions: A practical guide to questionnaire design.* San Francisco: Jossey-Bass.

Swencionis, C. (1982). Journals relevant to health psychology. *Health Psychology, 1,* 307-313.

Tabachnick, B. G., & Fidell, L. S. (1983). *Using multivariate statistics.* New York: Harper & Row.

Taplin, P. S., & Reid, J. B. (1973). Effects of instructional set and experimenter influence on observer reliability. *Child Development, 44,* 547-554.

Taylor, S. E., Wood, J. V., & Lichtman, R. R. (1983). Selective evaluation of a response to victimization. *Journal of Social Issues, 39,* 19-40.

Terenius, L. Y. (1980). Biochemical assessment of chronic pain. In H. W. Kosterlitz & L. Y. Terenius (Eds.), *Pain and society.* Weinheim: Verlag Chemi.

Timko, C., & Janoff-Bulman, R. (1985). Attributions, vulnerability and psychological adjustment: The case of breast cancer. *Health Psychology, 4,* 521-544.

Turk, D. C., & Kerns, R. D. (1985). Assessment in health psychology: A cognitive-behavioral perspective. In P. Karoly (Ed.), *Measurement strategies in health psychology* (pp. 335-372). New York: John Wiley.

U.S. Bureau of the Census. (1985). *Statistical abstract of the United States: 1986* (106th ed.). Washington, DC: Government Printing Office.

Venham, L., Bengston, D., & Cipes, M. (1977). Children's responses to sequential dental visits. *Journal of Dental Research, 56,* 455-459.

Viet, S. W. (1978). *Naturalistic observation of interpersonal interaction: Methods and models.* Unpublished major area paper, George Peabody College, Nashville, TN.

Wagenaar, T. C. (1981). Social statistics without formulas. In T. C. Wagenaar (Ed.), *Readings for social research* (pp. 281-301). Belmont, CA: Wadsworth.

Wallston, B. S. (1973). Effects of maternal employment on children. *Journal of Child Psychology and Psychiatry, 14,* 81-95.

Wallston, B. S. (1983). Overview of research methods. In B. L. Richardson & J. Wirtenberg (Eds.), *Sex role research: Measuring social change* (pp. 51-70). New York: Praeger.

Wallston, B. S., Alagna, S. W., DeVellis, B. M., & DeVellis, R. F. (1983). Social support and physical health. *Health Psychology, 2,* 367-391.

Wallston, B. S., & Grady, K. E. (1985). Integrating the feminist critique and the crisis in social psychology: Another look at research methods. In V. E. O'Leary, R. K. Unger, & B. S. Wallston (Eds.), *Women, gender and social psychology* (pp. 7-33). Hillsdale, NJ: Lawrence Erlbaum.

Wallston, B. S., Smith, R. A., Wallston, K. A., King, J. E., Rye, P. D., & Heim, C. R. (1987). Choice and predictability in the preparation for barium enemas: A person-by-situation approach. *Research in Nursing and Health, 1,* 13-22.

Wallston, B. S., Wallston, K. A., Kaplan, G. D., & Maides, S. A. (1976). Development and validation of the health locus of control (HLC) scale. *Journal of Consulting and Clinical Psychology, 44,* 580-585.

Wallston, K. A., Maides, S., & Wallston, B. S. (1976). Health related information seeking as a function of health related locus of control and health value. *Journal of Research in Personality, 10,* 215-222.

Wallston, K. A., Smith, R. A., & Wallston, B. S. (1985). *Final report: Effect of patient participation on outcomes* (Research Grant HSO4096). Bethesda, MD: National Center for Health Services.

Wallston, K. A., & Wallston, B. S. (1981). Health locus of control scales. In H. Lefcourt (Ed.), *Research with the locus of control construct* (Vol. 1). New York: Academic Press.

Wallston, K. A., & Wallston, B. S. (1982). Who is responsible for your health? The construct of health locus of control. In G. S. Sanders & J. Suls (Eds.), *Social psychology of health and illness.* Hillsdale, NJ: Erlbaum.

Wallston, K. A., Wallston, B. S., & DeVellis, R. (1978). Development of the Multidimensional Health Locus of Control (MHLC) Scales. *Health Education Monographs, 6,* 161-170.

Ward, M. J., & Lindeman, C. A. (1978). *Instruments for measuring nursing practice and other health care variables* (Publication no. HRA 78-54). Hyattsville, MD: DHEW.

Ware, J. E., Brook, R. H., Davies, A. R., & Lohr, K. N. (1981). *Choosing measures for health status for individuals in general populations.* Santa Monica: Rand.

Webb, E. J., Campbell, D. T., Schwartz, R. D., & Sechrest, L. (1966). *Unobtrusive measures: Nonreactive research in the social sciences.* Chicago: Rand McNally.

Webb, E. J., Campbell, D. T., Schwartz, R. D., Sechrest, L., & Grove, J. B. (1981). *Nonreactive measures in the social sciences.* Boston: Houghton Mifflin.

Weick, K. E. (1968). Systematic observational methods. In G. Lindzey & E. Aronson (Eds.), *The handbook of social psychology* (Vol. 2). Reading, MA: Addison-Wesley.

Weick, K. E. (1981). *The management of organizational change among loosely coupled elements.* Unpublished manuscript.

Woodward, N. J., & Wallston, B. S. (1986). *Age and health care beliefs: Self-efficacy as a mediator of low desire for control.* Manuscript submitted for publication.

Wortman, C. B., & Conway, T. (1985). The role of social support in adaptation and recovery from physical illness. In S. Cohen & L. Syme (Eds.), *Social support and health.* New York: Academic Press.

Wortman, C. D., & Dunkle-Schetter, C. (1979). Interpersonal relationships and cancer: A theoretical analysis. *Journal of Social Issues, 35,* 120-155.

Wyler, A. R., Masuda, M., & Holmes, T. H. (1968). *Journal of Psychosomatic Research, 11,* 363-375.

Yeaton, W. H., & Sechrest, L. (1981). Meaningful measures of effect. *Journal of Consulting and Clinical Psychology, 49,* 766-767.

Zlutnick, S., Mayville, W. J., & Moffat, S. (1975). Modification of seizure disorders: The interruption of behavioral chains. *Journal of Applied Behavior Analysis, 8,* 1-12.

Zonderman, A. B., Heft, M. W., & Costa, P. T. (1985). Does the illness behavior questionnaire measure abnormal illness behavior? *Health Psychology, 4,* 425-436.

Zung, W.W.K. (1971). A-rating instrument for anxiety disorders. *Psychosomatics, 12,* 371-379.

Zung, W.W.K., & Cavenar, J. O., Jr. (1981). Assessment scales and techniques. In I. L. Kutash, L. B. Schlesinger et al. (Eds.), *Handbook on stress and anxiety.* San Francisco: Jossey-Bass.

作者索引（以下為原書頁碼，並已標示在內文中）

索引（以下為原書頁碼，並已標示在內文中）

弘智文化事業出版品一覽表

弘智文化事業有限公司的使命是：

出版優質的教科書與增長智慧的軟性書。

心理學系列叢書

1. 《社會心理學》
2. 《金錢心理學》
3. 《教學心理學》
4. 《健康心理學》
5. 《心理學：適應環境的心靈》

社會學系列叢書

1. 《社會學：全球觀點》
2. 《教育社會學》

社會心理學系列叢書

1. 《社會心理學》
2. 《金錢心理學》

教育學程系列叢書

1. 《教學心理學》
2. 《教育社會學》
3. 《教育哲學》
4. 《教育概論》
5. 《教育人類學》

心理諮商與心理衛生系列叢書

1. 《生涯諮商：理論與實務》
2. 《追求未來與過去：從來不知道我還有其他的選擇》
3. 《夢想的殿堂：大學生完全手冊》
4. 《健康心理學》
5. 《問題關係解盤：專家不希望你看的書》
6. 《人生的三個框框：如何掙脫它們的束縛》
7. 《自己的創傷自己醫：上班族的職場規劃》
8. 《忙人的親子遊戲》

生涯規劃系列叢書

1. 《人生的三個框框：如何掙脫它們的束縛》
2. 《自己的創傷自己醫：上班族的職場規劃》
3. 《享受退休》

How To系列叢書

1. 《心靈塑身》
2. 《享受退休》
3. 《愛侶寶鑑》
4. 《擁抱性福》
5. 《協助過動兒》
6. 《經營第二春》
7. 《照護年老的雙親》
8. 《積極人生十撇步》
9. 《在壓力中找力量》
10. 《賭徒的救生圈：不賭其實很容易》
11. 《忙人的親子遊戲》

企業管理系列叢書

1. 《生產與作業管理》
2. 《企業管理個案與概論》
3. 《管理概論》
4. 《管理心理學：平衡演出》
5. 《行銷管理：理論與實務》
6. 《財務管理：理論與實務》
7. 《在組織中創造影響力》
8. 《國際企業管理》
9. 《國際財務管理》
10. 《國際企業與社會》
11. 《全面品質管理》
12. 《策略管理》

管理決策系列叢書

1. 《確定情況下的決策》
2. 《不確定情況下的決策》
3. 《風險管理》
4. 《決策資料的迴歸與分析》

全球化與地球村系列叢書

1. 《全球化：全人類面臨的重要課題》
2. 《文化人類學》
3. 《全球化的社會課題》
4. 《全球化的經濟課題》
5. 《全球化的政治課題》
6. 《全球化的文化課題》

7.　《全球化的環境課題》

8.　《全球化的企業經營與管理課題》

應用性社會科學調查研究方法系列叢書

1.　《應用性社會研究的倫理與價值》

2.　《社會研究的後設分析程序》

3.　《量表的發展：理論與應用》

4.　《改進調查問題：設計與評估》

5.　《標準化的調查訪問》

6.　《研究文獻之回顧與整合》

7.　《參與觀察法》

8.　《調查研究方法》

9.　《電話調查方法》

10.　《郵寄問卷調查》

11.　《生產力之衡量》

12.　《抽樣實務》

13.　《民族誌學》

14.　《政策研究方法論》

15.　《焦點團體研究法》

16.　《個案研究法》

17.　《審核與後設評估之聯結》

18.　《醫療保健研究法》

19.　《解釋性互動論》

20.　《事件史分析》

瞭解兒童的世界系列叢書

1.　《替兒童作正確的決策》

觀光、旅遊、休憩系列叢書

1. 《餐旅服務業與觀光行銷學》

資訊管理系列叢書

1. 《電腦網路與網際網路》
2. 《網路廣告》

統計學系列叢書

1. 《統計學》

衍生性金融商品系列叢書

2. 《期貨》
3. 《選擇權》
4. 《財務風險管理》
5. 《新興金融商品》
6. 《外匯操作》

醫療保健的研究方法

原　　著／Kathleen E. Grady/Barbara Strudler Wallston
譯　　者／賴文福
推 薦 者／江漢聲
執行編輯／顏麗涵
出 版 者／弘智文化事業有限公司
登 記 證／局版台業字第 6263 號
地　　址／台北市丹陽街 39 號 1 樓
E-Mail：hurngchi@ms39.hinet.net
電　　話／（02）23959178・23671757
傳　　真／（02）23959913・23629917
郵政劃撥：19467647　　戶名：馮玉蘭
發 行 人／邱一文
總 經 銷／旭昇圖書有限公司
地　　址／台北縣中和市中山路 2 段 352 號 2 樓
電　　話／（02）22451480
傳　　真／（02）22451479
製　　版／信利印製有限公司
版　　次／2000 年 12 月初版一刷
定　　價／250 元

ISBN　957-0453-10-19

國家圖書館出版品預行編目資料

醫學保健研究法：Kathlen E. Grady /Barbara Strudler Wallston 著；賴文福 譯. -- 初版. --台北市：弘智文化；2000〔民 89〕 面： 公分(應用社會科學調查研究方法系列叢書；18）

參考書目：面； 含索引

譯自：Research In Health Care Settings

ISBN 957-0453-10 -9 （精裝）

1. 醫學保健研究法

410.31 89010943